Die Bedeutung der oralen Funktionen in den ersten Lebensjahren

Mathilde Furtenbach

Die Bedeutung der oralen Funktionen in den ersten Lebensjahren

Atmen, Saugen, Explorieren, Kauen, Schlucken, Sprechen

2. Auflage

PRAESENS VERLAG

Für Siegfried, Annette, Johannes, Lukas,
Lina, Leo, Paul, Florian, Edgar und Anna

Bibliografische Information der Deutschen Nationalbibliothek:
Die Deutsche Nationalbibliothek verzeichnet diese Publikation in der Deutschen Nationalbibliografie; detaillierte bibliografische Daten sind im Internet über http://dnb.d-nb.de abrufbar.

http://www.praesens.at
1. Auflage 2023
2. Auflage 2026

Printed in EU.

ISBN: 978-3-7069-1137-5

Inhalt

Geleitwort der Kieferorthopädin

Dieses Buch macht unmissverständlich klar, wie früh Prävention für unsere Kinder beginnen sollte und dass sie mit dem Stillen nicht beendet ist! Die Autorin stellt nach Veröffentlichung der leider vergriffenen Bücher MFT I und II in diesem Buch die Vorsorge in das Zentrum ihrer Überlegungen. Es ist ein Buch, das Eltern, die Kieferorthopädie, die Logopädie sowie Berufsgruppen, die mit Kindern beruflich zu tun haben, anspricht. Es geht um „natürlich und gesund wachsen" im orofazialen Bereich und das „von Anfang an", bis die Entwicklung und Reifung der oralen Funktionen abgeschlossen ist.

Form und Funktion bedingen sich gegenseitig, das ist die mutmachende, gute Nachricht für alle (Epigenetik): Durch Vorsorge beziehungsweise Vermeidung von orofazialen Dysfunktionen, wie sie z. B. durch Lutschgewohnheiten und einseitige lange Breikost entstehen, können spätere Zahn- und Kieferfehlstellungen verringert oder ganz vermieden werden!

In Zeiten, in denen kaum ein Kind ohne Korrektur ein regelrechtes Gebiss hat, sollten wir nach den Ursachen für diese Entwicklung fragen. (Sechste Deutsche Mundgesundheitsstudie, S. 69) Aus meiner Sicht werden die funktionellen Aspekte wie Atmung (z. B. vorwiegend Mundatmung) und Kauen (Kaumangel und dysfunktionales Kauen) in ihren langfristigen Auswirkungen weit unterschätzt. Hier Eltern und die entsprechenden medizinischen Fachrichtungen zu sensibilisieren, ist ein wichtiger erster Schritt, zu dem das vorliegende Buch einen wichtigen Beitrag leistet und viele praktische Hinweisen gibt.

Die Kieferorthopädie spielt hier v. a. mit der Logopädie/Myofunktionstherapie in der Begleitung der Wachstumsprozesse und dem rechtzeitigen Eingreifen bei Fehlentwicklungen eine wesentliche Rolle. Auch eine mögliche Prävention der Schlafapnoe durch eine breitere, weniger vertikale Entwicklung des Oberkiefers (und damit auch der oberen Atemwege) rückt immer mehr in den medizinischen Fokus. Hierin liegt auch der Grund, warum ich 2015 meine KFO-Praxis um einen reinen Frühbehandlungsbereich erweitert habe, aus dem sich der präventive, interdisziplinäre Behandlungsansatz mykie® entwickelt hat. Die Autorin dieses Buches hat uns hierzu viele Anregungen gegeben, wofür ich mich an dieser Stelle herzlich bedanke.

Ich wünsche den Leserinnen und Lesern viel Spaß beim Lesen dieses Buches und freue mich sehr, wenn wir mehr Mitstreitende für unseren präventiven Behandlungsansatz gewinnen können.

Weinheim, im Sommer 2023

Dr. Andrea Freudenberg, Fachzahnärztin für Kieferorthopädie
Inhaberin des Fachzentrums für Kieferorthopädie
Dr. Freudenberg und Kollegen in Weinheim und Begründerin des Frühbehandlungsansatzes mykie® = myofunktionelle Kieferorthopädie

Jordan A.R., Kuhr K., Ohm C. et al. Sechste Deutsche Mundgesundheitsstudie Zahn- und Kieferfehlstellungen bei Kindern. Deutsche Ges. für Kieferorthopädie e.V. 23. Dezember 2021.

Geleitwort der Kinderzahnmedizinerin

Als Präsidentin der Österreichischen Gesellschaft für Kinderzahnmedizin bin ich sehr dankbar, das Buch *"Die Bedeutung der oralen Funktionen in den ersten Lebensjahren: Atmen, Saugen, Explorieren, Kauen, Schlucken, Sprechen"* in Händen halten zu dürfen.
Es ist eine umfassende und gut verständliche, auf den Punkt gebrachte Information über die wesentlichen Voraussetzungen für eine gelingende Entwicklung und Entfaltung eines gesunden Atem-, Kau- und Sprechsystems.

Das Buch ist für alle Disziplinen, die sich mit kindlicher Entwicklung befassen, eine große Unterstützung in ihrer Tätigkeit. Der erfahrenen Autorin ist es gelungen, das gleiche Wissen auch mit den Eltern als den direkt betroffenen Ansprechpartnern zu teilen. So kann ein gemeinsames Anliegen entstehen, das viele Möglichkeiten der Zusammenarbeit in der Prävention von myofunktionellen Störungen und Zahn- und Kieferfehlstellungen bietet. Nur so kann der Grundstein für Gesundheit im orofazialen Bereich gelegt werden, der auch für die Gesamtgesundheit von größter Bedeutung ist.

Allein aus kinderzahnheilkundlicher Sicht gibt es zahlreiche Folgeschäden der offenen Mundhaltung und der Zungenfehlfunktion, wie z. B. ein erhöhtes Kariesrisiko durch mangelnde Selbstreinigungsmöglichkeiten: eingetrocknete Beläge, besonders in der Front,, ungenügende Reinigung der Kauflächen wegen mangelnden aktiven Kauens, zu weiche Kost und zu hochfrequente Nahrungsaufnahme.

Ich wünsche allen Leserinnen und Lesern Interesse und Vergnügen beim Lesen!

Wien, im Sommer 2023

Dr. Petra Drabo, Kinderzahnärztin
Präsidentin der Österreichischen Gesellschaft
für Kinderzahnmedizin

Mathilde Furtenbach

studierte Psychologie und Pädagogik an den Universitäten Innsbruck und Salzburg, Montessori-Pädagogik nach C.-D. Kaul am Institut für Ganzheitliches Lernen (Berg/D). Seit 1975 ist Mathilde Furtenbach Logopädin und seit 1998 zertifizierte Myofunktionstherapeutin (Zertifikat des Arbeitskreises für MFT e. V.) und MFT-Pionierin in Österreich. Sie ist kritische und unabhängige Beraterin zu Fragen rund um Schnuller und Lutschgewohnheiten.
Sie war in der Ausbildung von LogopädInnen und SprachheilpädagogInnen an Akademien und (Fach-) Hochschulen tätig und weist eine rege Seminar- und Vortragstätigkeit auf kinderzahnärztlichen, kieferorthopädischen, logopädischen und stillberaterischen Kongressen (national und international) auf.
Ihre wissenschaftliche Tätigkeit:
Publikationen in Herausgeberwerken und Zeitschriften wie *Informationen aus Orthodontie und Kieferorthopädie (IOK), HEBAMMENInfo, Laktation und Stillen, LOGOS, Stomatologie...etc.*
Mit-/Herausgeberin der Werke

- Furtenbach M, Adamer I, Specht-Moser B: Myofunktionelle Therapie KOMPAKT I – Prävention. Wien: Präsens 2013
- Furtenbach M, Adamer I: Myofunktionelle Therapie KOMPAKT II – Diagnostik und Therapie. Wien: Präsens 2016
- Das Zungenbändchen: die interdisziplinäre Lösung. Wien: Präsens 2007
- sowie des Newsletters MFT – LATEST NEWS, anfangs Zusendung am Postweg, ab 2005 bis 2014 mit e-Mail.

Mathilde Furtenbach war 35 Jahre in eigener logopädischer Praxis in Innsbruck mit dem Schwerpunkt Therapie von orofazialen Dysfunktionen/myofunktionellen Störungen im orofazialen Bereich von Kindern und Erwachsenen tätig.

Bis heute setzt sie sich dafür ein, die Myofunktionelle Therapie nicht nur als eine spezielle Behandlungshilfe für kieferorthopädische Patienten zu betrachten, sondern ihre grundlegende Bedeutung für die Logopädie wahrzunehmen und in Forschung und Lehre zu vertreten. Es geht um Physiologie, Pathophysiologie und Entwicklung der oralen Funktionen (Atmen, Saugen, orales Explorieren, Kauen und Schlucken) und deren Bedeutung bzw. Auswirkungen. Diagnostik und Grundzüge der Myofunktionellen Therapie (MFT) und ihrer Behandlungsziele müssen in Theorie und Praxis verankert werden. Vernetzung, besonders mit der Kieferorthopädie, Zahnheilkunde, Kinderzahnheilkunde, HNO-Heilkunde, Pädiatrie, Physiotherapie/Osteopathie, Ergotherapie, Stillberatung etc. sind für Forschung und Lehre unabdingbar.

mathilde.furtenbach@aon.at

„Kein Lebewesen kann etwas lernen ohne Anregung durch andere und ohne selbst mit dem, was es gelernt hat, andere zum Lernen anzuregen."
Gerald Hüther in „mit Freude lernen ein Leben lang". 2023, S. 53.

Vorwort

„Hätte ich das gewusst!", seufzten viele Mütter meiner kleinen Patienten nach der ersten myofunktionellen Untersuchung und einem ausführlichen Erstgespräch. Dieser Satz klingt mir immer noch in den Ohren nach und hat mich angeregt, das Thema der Prävention von myofunktionellen Störungen und Zahn- und Kieferabnormitäten aus logopädischer Sicht noch einmal grundlegend zu betrachten und meine Erfahrungen und Erkenntnisse in einem Buch für alle Interessierten zugänglich zu machen.

Der Anfang der orofazialen Entwicklung eines Kindes beginnt mit dem Atmen und dem Saugen für die Nahrungsaufnahme. Schon in den ersten Wochen und Monaten legen diese beiden lebensnotwendigen Funktionen den Grundstein für die Entwicklung einer physiologischen Gesichtsmuskulatur und die Modellierung der Knochen im Atem-, Stimm-, Sprech- und Schluckapparat. Zum Thema Stillen, Fläschchen, Schnuller gibt es jedoch unzählige Ratgeber und Meinungen. Je nach Branche und Fachrichtung unterscheiden sich die Empfehlungen zu diesem Thema.

Mit meinem vorliegenden Buch möchte ich in erster Linie Aufklärungsarbeit leisten. Die genaue Betrachtung aller orofazialen Entwicklungsphasen des Kindes bei der Nahrungsaufnahme ist dafür essenziell. Selbst in Fachkreisen wird z. B. der explorativen Kompetenz in der oralen Phase des Kindes kaum Augenmerk geschenkt. Ich stelle in diesem Buch daher die Erkenntnisse aus meinem eigenen Erfahrungsschatz, den ich über mehrere Jahrzehnte Berufspraxis erworben habe, zur Verfügung. Ich beschreibe in den einzelnen Kapiteln die oralen Bedürfnisse eines Kindes genau und ergänze die Inhalte mit Grafiken und vielen Abbildungen. Der Beitrag meiner Kollegin und Stillberaterin C. Schallhammer soll die umfassende Bedeutung des Stillens für Mutter und Kind hervorheben. Er stellt eine wichtige Verbindung zwischen logopädischem Wissen und der Praxis der Stillberatung dar und soll Einsicht in die Bedeutung der Verbindung der Fachbereiche geben.

Meine Beobachtungen stütze ich durch wissenschaftliche Erkenntnisse unterschiedlicher Fachdisziplinen (Stillberatung, Haptikforschung, Kieferorthopädie, Zahnheilkunde, Pädiatrie, Logopädie und Psychologie), die hier zu Wort kommen.

Es ist mir ein großes Anliegen, Eltern und Menschen, die in unterschiedlichen Berufen mit Kindern arbeiten, eine Hilfe zur Selbsthilfe zur Verfügung zu stellen. Mein zweites großes Anliegen ist, den Dialog mit den unterschiedlichen Berufsgruppen Logopädie/Sprachheilpädagogik/Sprachtherapie, Ergotherapie, Physiotherapie, Osteopathie, Stillberatung, Zahnheilkunde/Kieferorthopädie, HNO-Heilkunde/Phoniatrie, Pädiatrie und Allgemeinmedizin etc. anzuregen und zu fördern.

Ich bin davon überzeugt, dass sich nur im regen Austausch, in der Diskussion und im Dialog ein vollständigeres Bild ergeben kann und so neue Erkenntnisse gewonnen werden. Erworbene orale Fehlfunktionen und Zahn- und Kieferstellungen und damit verbundenes Leid können dadurch reduziert werden.

Ich wünsche Ihnen anregende Stunden mit dieser Lektüre!

Innsbruck, im Sommer 2023 — Mathilde Furtenbach

Einführung

Mein Verständnis von Myofunktioneller Therapie

Mein Weg zur Myofunktionellen Therapie (MFT) begann 1978 in Wien mit dem US-amerikanischen Logopäden Daniel Garliner. Danach führte mich die Literatur zum Thema „Physiologie und Physiopathologie der oralen Funktionen" des Kieferorthopäden und entwicklungsbiologisch forschenden Rolf Fränkel (1908 - 2009) in die MFT im Kontext der Entwicklungsbiologie. Dieses Verständnis von Form und Funktion ist grundlegend dynamisch. Besonders der Atmung kommt die größte Bedeutung zu: Die Funktionen der Nahrungsaufnahme sind von ihr abhängig! Ob die Atemluft gewohnheitsmäßig durch die Nase (physiologisch) eintritt oder durch den Mund (pathophysiologisch), beeinflusst die Qualität der Muskelfunktionen und der Ruhelagen der Muskulatur um das Gebiss. In der Zusammenarbeit mit I. Grunert von der Universität Innsbruck wurde ich von ihr auf den kieferorthopädischen „Papst" W. R. Proffit hingewiesen. Seine Studien über die Auswirkungen des offenen Mundes im wachsenden Gebiss und die Beschreibungen von Fränkel sind meine Grundlagen einer dynamischen MFT und des Therapiekonzepts MFT KOMPAKT. Darüber habe ich bereits ausführlich in MFT II (2016) und in vielen Fachartikeln berichtet.

Die Kieferorthopädin Rosmarie Grabowski (1940 – 2022) konnte in ihren groß angelegten Studien an der Universität Rostock aufzeigen, wie weit verbreitet myofunktionelle Störungen/orofaziale Dysfunktionen sind. Während meiner langen Tätigkeit in meiner Praxis konnte ich das beobachten und es hat mich geprägt und letztlich motiviert, dieses Buch zu schreiben.

Warum brauchen immer mehr Kinder kieferorthopädische und logopädische Behandlungen?

Es gibt nur wenige Kinder, die ein fehlerfreies Gebiss aufweisen (6. Deutsche Mundgesundheitsstudie 2021). Außerdem belegen Studien, dass 70 - 80% der Zahn- und Kieferfehlstellungen nicht genetisch bedingt sind, sondern exogen durch Einflüsse aus der Umwelt verursacht oder mitverursacht werden. (Schopf 1981, Korbmacher-Steiner 2019)

Fränkel R., Fränkel C. Funktionsregler in der orofazialen Therapie. Heidelberg: Hüthig 1992.
Fränkel R. Technik u. Handhabung der Funktionsregler. Berlin: Verlag Volk & Ges. 1984.
Fränkel R. Funktionskieferorthopädie und der Mundvorhof als apparative Basis. Berlin: Verlag Volk & Gesundheit 1967.
Furtenbach M., Adamer I. Myofunktionelle Therapie KOMPAKT II – Diagnostik und Therapie. Wien: Praesens 2016.
Furtenbach M. Gerne sende ich einschlägige Fachartikel auf Wunsch zu.
Grabowski R., Hinz R., Stahl F. Das kieferorthopädische Risikokind. Gebissentwicklung und Funktionsstörungen – KFO-Prävention und Frühbehandlung. Herne: Zahnärztlicher Fachverlag 2009.
Jordan A.R., Kuhr K., Ohm C. et al. Sechste Deutsche Mundgesundheitsstudie Zahn- und Kieferfehlstellungen bei Kindern. Deutsche Ges. für Kieferorthopädie e.V. 23. Dezember 2021.
Korbmacher-Steiner H. Kieferorthopädie und Funktion. Fortbildung KFO. https://zm-online.de/archiv/2019/01_02/zahnmedizin/kieferorthopädie-und-funktion, Seite 1-9.
Proffit W.R., Fields H.W. On the aetiology of Malocclusion. In: British Journal of Orthodontics 1986, 13; 1-11.
Proffit W.R., Fields H.W.Jr., Sarver D.M. Contemp. Orthodontics. St. Luis: Mosby Elsevier 2007.
Schopf P. Der Anteil exogener Faktoren an der Entstehung von Dysgnathien, Fortschr. der KFO 42/ 1981, S. 19-28.

Einführung

Alles, was der Mund macht, hat formgebende Auswirkungen auf das Gebiss. Dabei geht es primär um das Atmen und die oralen Muskelfunktionen Saugen, Explorieren, Kauen und Schlucken, die in den ersten Lebensjahren für die orale Entwicklung von größter Bedeutung sind. Aber auch alles, was der Mund nicht macht, also ein Mangel an physiologischen Aktivitäten, hinterlässt Defizite. Dadurch werden orofaziale Dysfunktionen (Fehlfunktionen im Mundbereich) und orale Habits (Gewohnheiten des Mundes), die entwicklungshemmende Wirkung auf das wachsende Gebiss haben, gefördert. Die Ursachen vieler orofazialer Störungen können daher auf einen inadäquaten Umgang mit den natürlichen Entwicklungsphasen des Kindes in den ersten Lebensjahren zurückgeführt werden. Beispielhaft seien hier einige häufige Auswirkungen aufgezählt:

- Am häufigsten ist in der Myofunktionellen Therapie (MFT) die gewohnheitsmäßige offene Mundhaltung/Mundatmung (OMH) zu beobachten. Sie ist das Leitsymptom und lässt darauf schließen, dass die gesamte Mund- und Gesichtsmuskulatur (= die Ruhe-Weichteilbeziehungen) in Dysbalance ist. Wenn die Lippen nicht in Kontakt sind, besteht im Mundraum kein (relativer) Unterdruck, sodass Kauen und Schlucken dysfunktional sind. Die OMH hat weitreichende Auswirkungen nicht nur auf das orofaziale System, sondern auf den ganzen Körper.

- Ausbleibendes oder kurzes Brustsaugen können am Entstehen von myofunktionellen Störungen grundlegend beteiligt sein. Die Nasenatmung wird beim Saugen an der Brust geprägt. Orale Fähigkeiten entwickeln sich kontinuierlich und aufeinander aufbauend und Defizite werden an alle weiteren oralen Funktionen wie ein Dominoeffekt weitergegeben. Deshalb kommen bei davon betroffenen Kindern häufig auch Artikulationsstörungen und eine undeutliche/verwaschene Aussprache vermehrt vor.

- Der offene Biss durch häufigen und langen Schnullergebrauch ist deutlich sichtbar, aber der viel gravierendere negative Langzeiteinfluss auf den ganzen Mundraum wird oft erst in der zweiten Dentition festgestellt, wenn Ober- und Unterkiefer nicht zusammenpassen oder zu wenig Platz für die zweiten Zähne vorhanden ist.

- Eltern haben manchmal Angst, dass das Kind ein Daumenlutscher werden könnte oder die Dinge des Alltags nicht sauber genug für den Mund sind, und lassen deshalb das entwicklungsgemäße „von der Hand in den Mund" in der oralen Phase nicht zu. Verbote, Körperteile und Dinge mit dem Mund zu explorieren (erkunden), können u. a. die Entwicklung der oralen Sensorik und Motorik erschweren, oder die Entwicklung zum reifen Kauen und Schlucken verlängern oder verhindern. Defizite in der Entwicklung des Greifens und der Hand-Mund-Augen-Koordination können ebenfalls festgestellt werden.

- Einen äußerst negativen Einfluss auf die Entwicklung des Kauapparates kann ein Mangel an Beiß- und Kauaktivitäten haben, wenn die bereits vorhandenen Zähne nicht benützt werden. Wenn etwa ab dem 8. Monat ausschließlich Brei und pürierte Nahrung bis zum 12. Lm. oder länger gegeben werden, fehlen die Kauimpulse für die Muskulatur aus der Nahrung. Auf den Stimulus „Brei" reagiert die Zunge anders, als auf den Stimulus „feste Nahrung".

- In manchen Fachbüchern wird nicht zwischen Brustsaugen und Flaschensaugen unterschieden! Man spricht vom „Saugen an der Brust oder der Flasche". Es gibt jedoch Unterschiede und unterschiedliche Auswirkungen!

Auch bei der Atmung wird zum Beispiel nicht unterschieden: „Die Luft tritt entweder durch die Nase oder durch den Mund in den Körper ein." So wie das Stillen die artgerechte Ernährung (WHO-Definition) ist, ist die Nasenatmung beim gesunden Menschen physiologisch. Brustsaugen und Nasenatmung sind die beiden Eckpfeiler in der Prävention von orofazialen Dyskinesien und Dysgnathien! Nasenatmung, ausreichend langes Brustsaugen, orales Explorieren, Kauen und Selbstwirksamkeit in der Beikost sind in der Lage, viele Störfaktoren des gesunden Wachsens im Mundbereich in den ersten Lebensjahren zu verhindern.

Kinder und Jugendliche mit derartigen, sozusagen „hausgemachten" funktionellen Störungen füllen logopädische Praxen. Ich habe in meinem gesamten Berufsleben mit Kindern und Jugendlichen mit jenen orofazialen Störungen/oralen Dysfunktionen/und oralen Habits gearbeitet. Zugewiesen wurden sie meist von Kieferorthopädinnen und Kieferorthopäden mit unterschiedlichen Diagnosen: *Myofunktionelle Störung/orofaziale Dysfunktion, Zungendyskinesie, Zungenfehlfunktion, falsches Schlucken, offene Mundhaltung, Mundatmung, Lutschgewohnheit* etc., wobei das Ausmaß der Störungen völlig unterschiedlich war.

Myofunktionelle Therapie will funktionelle Defizite erkennen und durch *„Physiotherapie im Mund"* Entwicklung so gut wie möglich nachholen. Immer wieder sind auch Auswirkungen auf den ganzen Körper sichtbar, die die Zusammenarbeit mit der Physiotherapie/ /Osteopathie nahelegen. Es gilt: Je früher, desto besser! Myofunktionelle Therapie ist nicht erst mit älteren Kindern möglich, sie ist nicht auf spezielle Programme beschränkt, und kann in jedem Alter durchgeführt werden. Die jeweilige Störung verlangt einen individuellen und altersangepassten therapeutischen Umgang mit dem Kind. Logopädische Elternberatung ist bereits vor oder/und nach der Geburt möglich und hilfreich.

In diesem Buch erkläre ich die einzelnen oralen Bedürfnisse und ihre Entwicklungsphasen und zeige auf, wie diese unterstützt werden bzw. wo Gefahren lauern und vermieden werden können. Das betrachte ich als primäre logopädische Vorsorge. Eine ganzheitliche Beachtung sowohl der physiologischen Funktionen Atmen, Saugen, Explorieren, Kauen und Schlucken als auch des Sprechens fördert nicht nur die Mundgesundheit, sondern auch die Gesamtentwicklung des Kindes.

Myofunktionelle Therapie (MFT)/Therapie der orofazialen Funktionen(OFD) beschäftigt sich mit den Abweichungen von der physiologischen Muskelfunktion beim Atmen, Saugen, Kauen und Schlucken. Diese werden als **Myofunktionelle Störungen oder Orofaziale Dysfunktionen bezeichnet**.
Beide Bezeichnungen werden wurden im Arbeitkreis für MFT/OFD (1980 bis 2003) gleichwertig verwendet.
Orofaziales System: lat. *os* = Mund, lat. *facies* = Gesicht. Mund-Gesichts-System.
Es wird als eine funktionelle Einheit betrachtet, die den primären (Atmen, Saugen, Kauen, Schlucken) und sekundären (Sprechen und Stimmgebung) oralen Funktionen dient. Die Bezeichnung orofaziales System ist in der Logopädie/Myofunktionellen Therapie gebräuchlich. Die MFT/Logopädie arbeitet mit den weichen Strukturen (die Funktion). In der Kieferorthopädie ist der Begriff **stomatognathes System** gebräuchlich. Diese beschäftigt sich (mehr) mit den knöchernen Strukturen. Die beiden topografischen Begriffe umschreiben jedoch die gleichen Grundstrukturen.
Als **orale Habits** werden Gewohnheiten des Mundes bezeichnet. Dazu gehören: Lutschen an Körperteilen wie Fingern, an Gegenständen wie Schnullern, Nuckelfläschchen, Bettzipfl, Schmusetuch, Lippenbeißen, Lippensaugen, Fingerbeißen, Nägelbeißen, Bleistiftkauen etc.

Gebrauchsanweisung

Beim Schreiben dieses Buches wurde mir immer mehr bewusst, wie vielseitig meine Leserinnen- und Leserschaft zusammengesetzt ist. Wie bringe ich dieses ganze Entwicklungskontinuum unter einen Hut? Die einzelnen Texte aus unterschiedlichen Fachrichtungen sind ebenso bunt, beleuchten ein Thema aus verschiedenen Perspektiven. Manche meiner zitierten bzw. eigenen Texte sind deshalb gelegentlich nur für eine bestimmte Berufsgruppen zum Lesen geeignet.

Meine Power-Point-Präsentationen haben mich bei der Gestaltung des Buches angeregt: Das Thema wird übersichtlich, kurz und doch umfassend dargestellt. Damit möchte ich dem Wunsch der Leserinnen und Leser nach kompakter und nicht zu umfangreicher Information nachkommen.

Terminologie, Definitionen und Erläuterungen: s sind grau unterlegt und befinden sich nach Möglichkeit auf den entsprechenden Seiten.

Verwendete und empfohlene Literatur befindet sich am Ende der Seiten im blauen Balken und ist außerdem im Literaturverzeichnis im Anhang zu finden. Manchmal kann ich aus Platzgründen nicht die vollständige Angabe auf der entsprechenden Seite machen. Im Literaturverzeichnis sind jedenfalls alle Angaben vollständig.

Abbildungen von Kindern und Grafiken, deren Urheberin die Autorin ist, bleiben ohne Quellenangabe. Die Kinderbilder entstanden im familiären Umfeld. Abbildungen anderer Urheber werden vor Ort angegeben.

Beachte! Empfehlungen, Hinweise sind auf den entsprechenden Seiten im rosa Balken zu finden.

„Die Natur macht die besten Entwürfe

Alles, was die Natur entwirft, hat seinen Zweck
und stellt die rationellste Art und Weise dar,
eine Aufgabe zu erfüllen.

Wir sollten die Wege untersuchen,
welche die Natur einschlägt,
um eine Aufgabe zu erfüllen,
statt egoistisch und unbeholfen versuchen,
eigene zu finden.

Wir können die natürlichen Formen nicht verbessern."

Jon Douglas Vredevoogd

Jon D. Vredevoogd hat mit John Upledger ein
Lehrbuch über Kraniosakraltherapie geschrieben.

Genetik und Umwelt

P. Schopf (1981): Zahnarzt, Kieferorthopäde
Die Analyse der Befundunterlagen von 1000 Patienten an der KFO Frankfurt zeigte: *„dass bei 75% aller untersuchten Kinder exogene Faktoren an der Entstehung der Anomalie beteiligt waren. Neben habituellen dominierten die Folgen von Milchzahnkaries und vorzeitigem Milchzahnverlust. Insgesamt fanden sich erworbene Fehlstellungen weitaus häufiger vertreten als anlage- bzw. erbbedingte Symptome.* ***Bei etwa der Hälfte aller Patienten war die Mehrzahl der gewichteten Einzelbefunde auf exogene Einflüsse zurückzuführen."*** (S. 27.)

R. Fränkel (1984): Kieferorthopäde, Entwicklungsbiologe
Er beschreibt die Wechselbeziehung von Erbanlage und Umwelt: *„Danach lässt sich die epigenetische Steuerung der skelettalen Entwicklung nur verstehen, wenn wir begreifen, dass Erbanlage und Umwelt in einer engen Wechselbeziehung stehen.* (S. 42) [...] *Die im genetischen Plan vorgesehene Wachstumskontrolle wird die Muskulatur nur dann erfüllen können, wenn die Entwicklung ihrer Funktionsmuster ohne Störungen verlaufen konnte.* [...] *Es steht außer Zweifel, dass die Umweltbedingungen, unter denen ein Kind aufwächst, großen Einfluss auf die Hirntätigkeit und damit auch auf den Aufbau von Motorik und Haltung haben. Entstehung und Reifung neuromuskulärer Funktionsmuster lassen sich daher nur unter Einbeziehung psychosozialer Beziehungen verstehen.* (S. 42)

R. Heil und J. Jahnel (2017)
„Die Forschung zur Epigenetik beschäftigt sich mit der grundlegenden Frage, inwieweit sich äußere Signale aus der Umwelt auf die Feinabstimmung der genetischen Grundausstattung auswirken und damit unsere Genfunktion beeinflussen.
Unter Umwelt versteht man die Gesamtheit der auf den Menschen einwirkenden Faktoren, also sowohl physikalische, chemische, physiologische als auch psychologische und soziale Aspekte." (S. 40)

Bruce H. Lipton (2021): Entwicklungsbiologe, Stammzellenforscher
„Die Epigenetik hat festgestellt, dass die DNA in unseren Genen zum Zeitpunkt der Geburt noch nicht festgelegt ist. ***Gene bestimmen also nicht unser Schicksal!*** *Umwelteinflüsse, darunter auch Ernährung, Stress, Gefühle, können unsere Gene verändern, ohne die grundlegende Zusammensetzung infrage zu stellen. Zudem haben die Epigenetiker festgestellt, dass diese Modifizierungen ebenso an die Nachkommen weitergegeben werden können, wie es bei der DNA über die Doppelhelix der Fall ist."* (S. 71)

Die Genetik ist die Wissenschaft von der Vererbung. Sie untersucht die vererbbaren Merkmale von Individuen, die Weitergabe dieser Merkmale über Generationen und ihre Variationen. Nach Lipton (S. 41) sind die Gene die physische Erinnerung an das, was ein Körper einmal gelernt hat.
Die Epigenetik: von griechisch *epi* = dazu; zusätzlich zur Genetik. Sie beschäftigt sich mit dem Einfluss der Umwelt auf die Genaktivität von Lebewesen. Epigenetische Informationen werden vererbt wie die Erbsubstanz.

Fränkel R., Technik u. Handhabung der Funktionsregler. Berlin: Verlag Volk & Ges. 1984.
Heil R. und Jahnel J. Epigenetik. In: Umweltmedizin – Neue Erkenntnisse aus Wissenschaft und Praxis 2017.
Schopf P. Der Anteil exogener Faktoren an der Entstehung von Dysgnathien. In: Fortschr. d. KFO. 1981, S. 19-28.
Lipton B.H. Intelligente Zellen. Wie Erfahrungen unsere Gene steuern. Dorfern: KOHA-Verlag 2021.

Genetik und Umwelt

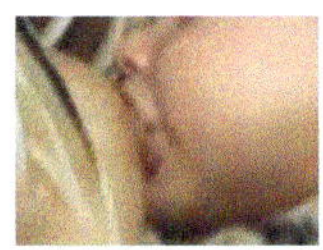

In diesem Buch werden myofunktionelle und sensomotorische Aspekte der Nahrungsaufnahme von gesunden Kindern in den ersten beiden Lebensjahren betrachtet. Das innen und außen von Muskulatur umgebene Gebiss, das die Geninformation enthält, braucht die Reize aus der Umgebung = der Primat der Umgebung.

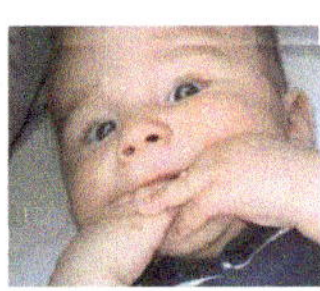

Alles, was der Mund macht, hat Auswirkungen auf die Entwicklung des Gebisses. Es gibt sowohl Einflüsse, die wachstumsfördernd sind, als auch hemmende oder störende Einflüsse. Ein Mangel an orofazialen Muskelaktivitäten kann wachstumshemmend sein. Das Buch beschäftigt sich mit den oralen Aktivitäten, die gesundes Wachstum fördern.

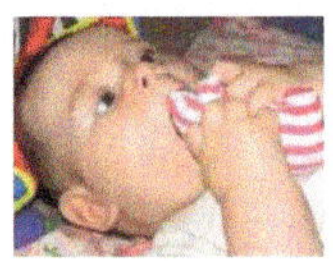

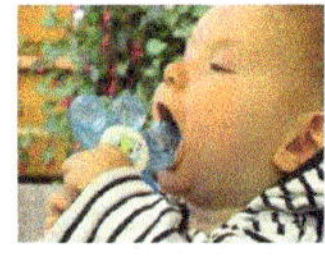

Der Mund-Raum ist der Ort, in dem die primären oralen (bzw. prälingualen) Funktionen Atmen, Saugen, Explorieren, Kauen und Schlucken ausgeübt werden. Die Lippen mit der Wangenmuskulatur haben die Funktion, den Mund-Raum beim Atmen durch die Nase und bei den oralen Funktionen geschlossen zu halten, damit die typischen physiologischen Druckverhältnisse und die wechselnden Druckschwankungen in den naso-oro-pharyngealen Funktionsräumen wirken können (Fränkel 1984).

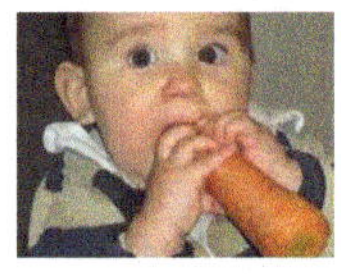

Der Entwicklungszeitraum vom reflexiven Saugen und Schlucken des Neugeborenen bis zum reifen Kauen und Schlucken des etwa zweijährigen Kindes wird von Fränkel R. (1984) *„als die kritischste Entwicklungsperiode im orofazialen Bereich gewertet und hat für das Zustandekommen regelrechter Beziehungen zwischen Form und Funktion ausschlaggebende Bedeutung."* (S. 39) Dieser Zeitraum der vielfältigen Veränderungen ist sehr störungsanfällig.

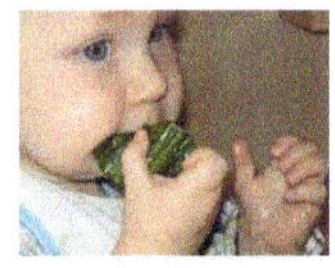

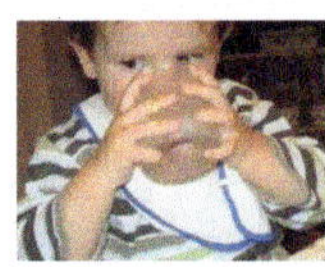

Ich nehme an, dass dies auch jene Zeit ist, in der die meisten orofazialen Dysfunktionen grundgelegt werden oder auch bereits auftreten können. Dabei handelt es sich je nach Schweregrad um vorübergehende Fehlfunktionen, aber auch um Störungen im orofazialen Bereich, die man nicht nur als „Zungenstoß", „Schluckfehlfunktion" oder „Zungen-Interdentalität" abtun kann, sondern als Entwicklungsstörung im orofazialen Bereich mit weitreichenden Auswirkungen bezeichnen muss.

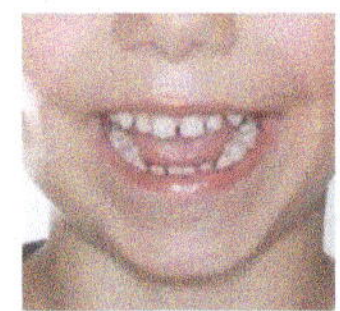

Abb.: Gesundes Gebiss
Quelle: S. Silli

Der präventive Beitrag, den Eltern leisten können, ist eine art- und entwicklungsgerechte Nahrungsaufnahme in den ersten Lebensjahren. Diese ist durch den Einsatz der entwicklungsspezifischen Muskelfunktionen gekennzeichnet: Atmen, Saugen, Explorieren, Kauen und Schlucken.

So wie die Nahrung selbst, ist auch der Modus der Nahrungsaufnahme ein wichtiger Beitrag der Umwelt auf den Mund und es macht einen Unterschied, ob sie liebevoll gestaltet wird.

Die Entwicklung des orofazialen Bereiches ist eingebettet in ein vielfältiges physikalisches, chemisches, neurophysiologisches, psychologisches und soziales Geschehen von Wachstums- und Reifungsprozessen.

Fränkel R., Technik und Handhabung der Funktionsregler. Verlag Volk und Gesundheit, Berlin 1984.

Muskelfunktion als Gestaltungsfaktor

Muskelkräfte, die innen und außen auf das Gebiss wirken

Das Knochengerüst des stomatognathen Systems (Form/Knochen) ist extra- und intraoral von weichen Strukturen (Funktion/Muskulatur) umgeben, die in einer untrennbaren Wechselbeziehung gegenseitiger Beeinflussung stehen. Die weichen Strukturen dienen der Schaffung von Funktionsräumen für die Atmung durch die Nase, die Nahrungsaufnahme und das Sprechen (nach Fränkel die naso-oro-pharyngealen Funktionsräume).

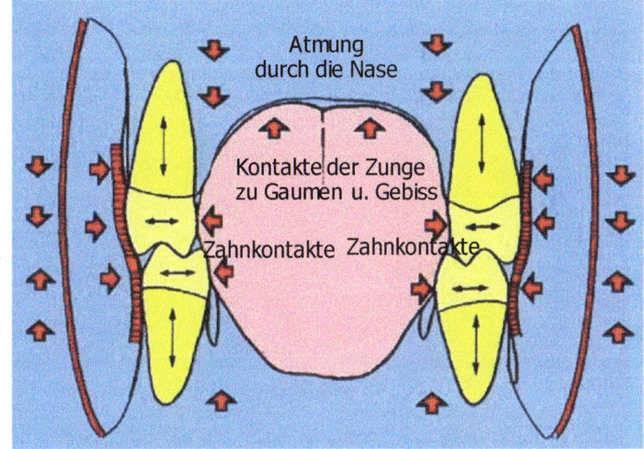

Abb.: Die Muskulatur kann nur mit geschlossenem Mund richtig arbeiten. Quelle: Patti A, Perrier d´Arc G.

Der Kieferorthopäde **Müssig** (1991, S. 19) beschreibt die funktionellen Einflüsse: *„Wir müssen uns den funktionalen Einflüssen zuwenden, die formend auf das Wachstum Einfluss nehmen. Neben besonders wachstumsintensiven Zentren, die aus den knorpeligen Anteilen der Nase, dem Kondylenknorpel* [Knorpel im Kiefergelenk] *und den noch offenen Suturen* [Schädelnähte]*, sind es zielgerichtete Resorptions- und Appositionsvorgänge, die an den Knochen des Gesichtsskeletts zu Wachstums- und Umbauvorgängen führen. Für diese Modellierung des wachsenden Skeletts kommt den Funktionen der Weichteile, die am Knochen inserieren, also den Muskeln, dem Periost* [Knochenhaut] *und den Schleimhäuten formgestaltende Bedeutung zu.* [...] *Für das Wachstum des orofazialen Raums ist die prägende funktionelle Kraft im 1. Lebensjahr das koordinierte Zusammenspiel von Atmen, Saugen und Schlucken."* Der Kieferorthopäde **Talmant** (1993) benennt den Zusammenhang von Funktionsstörungen der Nasenatmung mit Okklusionsstörungen. *„Untersucht man die die Gesichtshülle vom Standpunkt der Weichteilmechanik aus, lässt sich schließen, dass viele Okklusionsanomalien symptomatisch für Funktionsstörungen der Nasenatmung sind."* (S 92)

Abb.: Patti A, Perrier d´Arc G. Kieferorthopädische Frühbehandlung. Berlin: Quintessenz Verlags-GmbH 2007. Zungenlage von den Autorinnen in MFT II umgezeichnet.
Müssig D. Mund-Raum-Funktion. Zusammenhänge am Beispiel von Kindern mit Pierre-Robin- und Wiedemann-Beckwith-Syndrom. In: Berndsen K.J., Berndsen S. (Hrsg.) Neuromotorische Koordinationsstörungen und Auswirkungen auf die orofaziale Muskulatur. 9. Europ. Kongress für Myofunktionelle Therapie. Frankfurt am Main: Peter Lang Verlag 1991.
Talmant J. Nasenatmung und Mechanik der Gesichtshülle: Zusammenhänge, die vom Kieferothopäden zu beachten sind. Vollständige Quellenangabe im Literaturverzeichnis.

ORALE BEDÜRFNISSE DES KINDES

1. Das Bedürfnis zu atmen
2. Das Bedürfnis zu saugen

Zum Vertiefen: Intuitives Stillen

Carolin T. Schallhammer:

Intuitives Stillen (Baby-led Latching)

3. Das Bedürfnis, im und mit dem Mund zu explorieren
4. Das Bedürfnis zu beißen und zu kauen
5. Das Bedürfnis, selbst mit den Händen zu essen
6. Das Bedürfnis, selbst zu trinken
7. Das Bedürfnis des Kindes, mit seiner Umwelt in einen Dialog zu treten

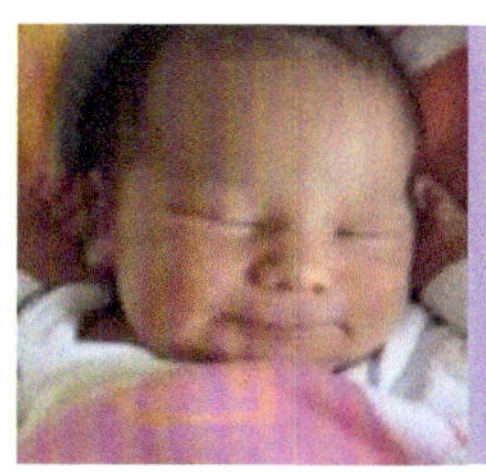

1. Das Bedürfnis zu atmen

Dank der Nase können wir mit geschlossenem Mund atmen!

Donders-Druck und Donders-Räume

Dank der Nase können wir mit geschlossenem Mund atmen!

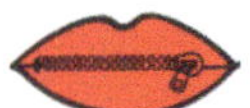

Der Mund hat eine besonders wichtige Funktion bei der physiologischen Atmung: Die Lippen schließen den Mundraum vorne ab, dadurch können die naso-oro-pharyngealen Räume [Nasen-, Mund- und Rachenraum] ihr System von wechselnden Druckverhältnissen aufrecht erhalten. Dieses System dient vor allem der Lenkung des Luftstroms durch die Nase und dem Nahrungstransport vom Mund in den Rachen.

Nach dem HNO-Facharzt **Bahnemann** (1979) und dem Kieferorthopäden **Fränkel** (1984, 1992) hat der Atemstrom durch die Nase – gemeinsam mit der orofazialen Muskulatur – stimulierenden und modellierenden Einfluss auf die Entwicklung der nasalen Luftwege, der Nasenhöhlen und der Nasennebenhöhlen. Der formende Weichteildruck von Zunge, Lippen und Wangen auf Kiefer und Gebiss wird nicht nur durch die Kraft der Muskulatur bewirkt, sondern lässt sich auch als Folge der Sogwirkung im oralen Raum erklären.

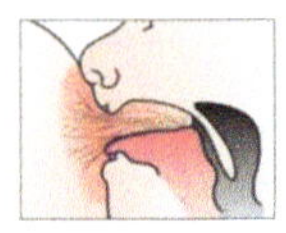

Abb.: Beim Saug-Schlucken: Lippen in Kontakt mit der Brust (Latching), Atmung durch die Nase. Quelle: Woolridge

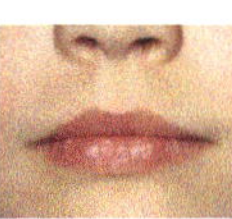

Abb.: Beim Kau-Schlucken: Oberlippe und Unterlippe in Kontakt. Atmung durch die Nase. Quelle: Furtenbach

Der geschlossene Mund hat die Aufgabe, den Atemstrom durch die Nase zu lenken. Dort wird der Atemstrom erwärmt, gereinigt und befeuchtet, damit er gut vorbereitet zur Lunge gelangt. Die Erwärmung erfüllt gleichzeitig für das Gehirn eine Kühlung, die jedoch nur bei der Nasenatmung funktioniert. Von diesbezüglichen Studien berichten ein Fachbeitrag für Kieferorthopäden des Kieferorthopäden **Talmant** (1993) und ein Bericht im Internet: Atmung beeinflusst Hirnfunktion (scinexx.de vom 7. 12. 2016).

Der beim geschlossenen Mund entstehende relativ geringe Unterdruck ermöglicht der Zunge, dass sie ihre physiologische Lage am Gaumen einnehmen kann und der Unterdruck sie mit dem Speichel hält. Dort regt sie physiologisches Wachstum an. Dagegen liegt die die Zunge bei offenen Lippen nicht am Gaumen, sondern am Mundboden und regt dort ungünstiges Wachstum an.

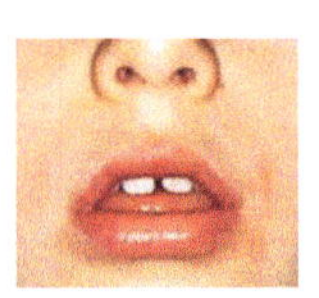

Abb.: Die Zunge liegt im offenen Mund im Unterkiefer. Quelle: Furtenbach

Bleiben die Lippen gewohnheitsmäßig offen, fehlt die physiologische Nasenatmung, es fehlen die wachstumslenkenden Kräfte für das Gebiss und alle oralen Funktionen sind gestört. Mehr als ¾ meiner kleinen Patienten mit Zahn- und Kieferfehlstellungen litten darunter. Aus meiner Erfahrung birgt der habituell offene Mund des Kindes außerdem eine beachtenswerte Problematik, die unbehandelt später beim Erwachsenen zum Eingangstor von Schnarchen und Schlafapnoe werden kann.

Bahnemann F. Mundatmung als Krankheitsfaktor. In: Fortschritte der Kieferorthopädie. 1979/40.
Fränkel R. Technik und Handhabung der Funktionsregler. Berlin: Verlag Volk und Gesundheit 1984.
Talmant J. Nasenatmung und Mechanik der Gesichtshülle: Zusammenhänge, die vom Kieferorthopäden zu beachten sind. In: **Bolender C.J., Bounoure G.M., Barat Y.** (Hg.) Extraction versus Nonextraction. Planegg: Neuer Merkur Verlag 1995.
Northwestern University. 07. 12. 2016. Atmung beeinflusst Hirnfunktion. scinexx.de (eingesehen am 13.09.2023)

Donders-Druck und Donders-Räume

Die Zusammenhänge von Lippenschluss und Druckverhältnissen in den oro-naso-pharyngealen Funktionsräumen (Mund, Nase, Pharynx) erklärt **Fränkel** (1984, 1992)) ausführlich. **Padovan** (Seminare ab 1991 in Innsbruck) und **Castillo Morales** (Seminarmitschrift 1991) haben in ihren myofunktionellen Seminaren die Bedeutung vom Donders-Druck und den Donders-Räumen hervorgehoben, ebenso **Annunciato** in seinen Vorlesungen anlässlich der Padovan-Seminare. Auf Anfrage berichtete er mir, dass er erstmals von seinem Lehrer **C. R. Douglas** an der Universität in Sao Paulo davon gehört hatte. Dieser hatte 1998 ein Lehrbuch der Physiologie (siehe Literatur) herausgegeben.

Franciscus Cornelius Donders (1818-1889), Niederländischer Physiologe.
Er hat den **Unterdruck in der Pleurahöhle** erstmals an einer Leiche gemessen. Der Donders-Druck ist ein Differenzwert zwischen atmosphärischem Außendruck und Druck im Intrapleuralraum, der unter physiologischen Bedingungen geringer (negativ) als der Außendruck ist.
gewöhnliche Einatmung: – 8 bis – 10 mmHg tiefe Ausatmung: – 12 bis – 20mmHg
gewöhnliche Ausatmung: – 3 bis – 5 mmHg
Donders-Druck = intraoraler negativer (minus) Druck. Es ist ein relativer Unterdruck im Vergleich mit dem atmosphärischen Druck außerhalb des Körpers, der mit 0 angenommen wird.
Als **Donders-Räume** werden von den genannten Autorinnen und Autoren unterschiedliche Räume bezeichnet. Auch jene Räume entlang des Atemstroms, die in den inspiratorischen und exspiratorischen Druckwechsel miteinbezogen sind (Nasennebenhöhlen, Paukenhöhle) werden als solche bezeichnet.

Der rhythmische Wechsel von Ein- und Ausatmung führt zum rhythmischen Wechsel von Vergrößerung und Verkleinerung des Thorax – und damit des Lungenvolumens. Die Vergrößerung der Lunge führt zur Senkung des intrapulmonalen Drucks (Unterdruck saugt Luft ein) und die Verkleinerung zur Erhöhung des Drucks (Überdruck presst Luft aus).

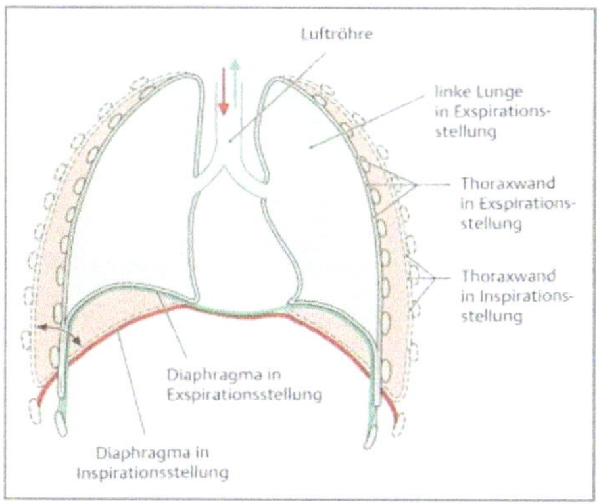

Pleura: Die Pleura (Brustfell) ist eine dünne Haut und besteht aus zwei Blättern. Das eine (Lungenfell) umgibt die Lungen, das andere liegt darüber (Rippenfell). Dazwischen befindet sich der sogenannte Pleuraspalt. Dieser ist mit Flüssigkeit gefüllt. Im **Pleuraspalt herrscht Unterdruck.** Durch die Flüssigkeit und den Unterdruck ist die Lunge beweglich und kann sich beim Ein- und Ausatmen jeweils entfalten beziehungsweise zusammenziehen.

Abb.: Die Donders-Räume zwischen Thorax und Lunge sind rosa gedruckt.
Quelle: Schünke et al. 2009

Während Inspiration und Exspiration verändert sich der **intrapleurale negative Druck:**
bei gewöhnlicher Exspiration – 3 bis – 4mmHg bei tiefer Exspiration – 12 bis – 20 mmHg
bei gewöhnlicher Inspiration – 8 bis – 10 mmHg.

Castillo Morales R. Seminarmitschrift am 5. 10. 1999. Seminarzentrum Düsseldorf.
Douglas C. R. Patofisiologia oral: fisiologia normal e patológia aplicenda e odontologia aplicada e odontologia e fonoaudiologa, Volume I. Sao Paulo: Pancast Editora Cemércio e Repres 1998.
Schünke et al. Lernatlas der Anatomie. Stuttgart: Thieme 2009/3. Auflage.

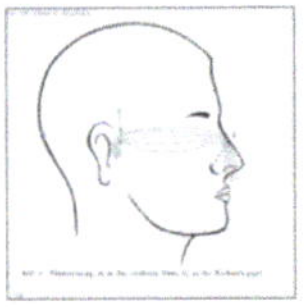
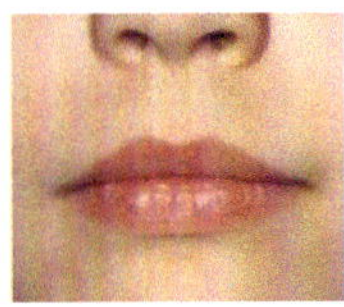

Abb.: Nasenatmung mit Lippenschluss
Quellen: Parow u. Furtenbach

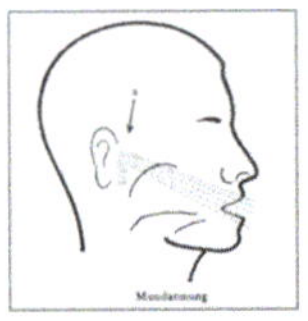
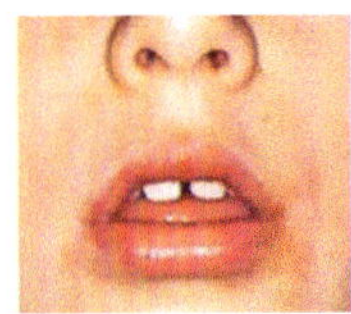

Abb.: Mundatmung ohne Lippenkontakt
Quellen: Parow u. Furtenbach

Der atmosphärische Druck außerhalb des Mundes wird mit 0 angenommen.

Im geschlossenen Mund herrscht intraoraler negativer Druck = (relativer) Unterdruck = Sogwirkung, bezogen auf den atmosphärischen Druck außerhalb.

Im offenen Mund herrscht der gleiche atmosphärische Druck wie außerhalb, also 0, weil kein Unterdruck entstehen kann.

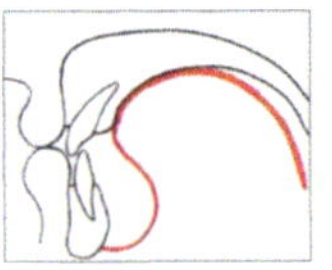
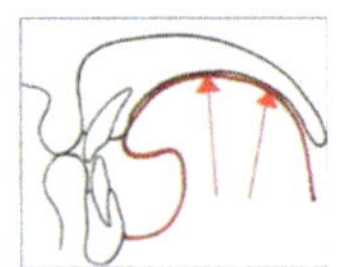

Abb.: Palato-lingualer Raum zwischen Zungenrücken und Gaumen.
Links: Ruhelage der Zunge
Rechts: Die Zunge saugt sich zum Schlucken an den Gaumen (= ver-verstärkter Sog/Unterdruck)
Quelle: Furtenbach

Castillo Morales (1999) nennt im Mundraum 4 Donders-Räume mit unterschiedlichen Druckwerten zwischen – 3 und – 9 mmHg

- 1. Palato-lingualer Raum mit – 9 mmHg = höchster Wert
- 2. Sublingualer Raum (unter der Zunge)
- 3. Vestibulärer Raum (im Mundvorhof)
- 4. Retrolingualer Raum (hinter der Zunge)

Druckwechsel bei der Atmung

Belüftung der Nebenhöhlen beim Atmen durch die Nase
Auf dem aerodynamisch geformten Weg zur Lunge saugt der Atemstrom die Luft aus Stirn-, Keilbein-, Kiefer- und Paukenhöhlen über ihre Ausführungsgänge und befüllt sie anschließend bei der Ausatmung.

In der Inspirationsphase (Einatmung) herrscht Unterdruck, der die angrenzenden Höhlen leer saugt und die Schleimhaut in Bewegung bringt.

In der Exspirationsphase (Ausatmung) herrscht Überdruck. Er sorgt für neue Luft und Bewegung Bewegung der Schleimhaut den Höhlen.

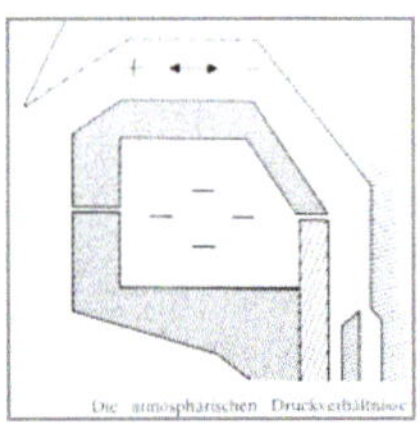

Abb.: Druckwechsel bei der Atmung. Unterdruck im Mundraum.
Quelle: Fränkel 1984

Der im Rachen vorbeiziehende Atemstrom löst auch im Mundraum Druckschwankungen aus, die im negativen Bereich bleiben.

Wechselnde Druckverhältnisse in den naso-oro-pharyngealen Räumen:

- beim Atmen, Kauen, Schlucken und Sprechen
- durch Lageveränderungen des Kopfes und des Körpers.

Castillo Morales R. Seminarmitschrift am 5. 10. 1999, Düsseldorf: Kinderzentrum.
Parow J. Atemfibel. Stuttgart: Hypokratesverlag 1984.
Fränkel R. Technik und Handhabung der Funktionsregler. Berlin: Verlag Jugend und Volk 1984.

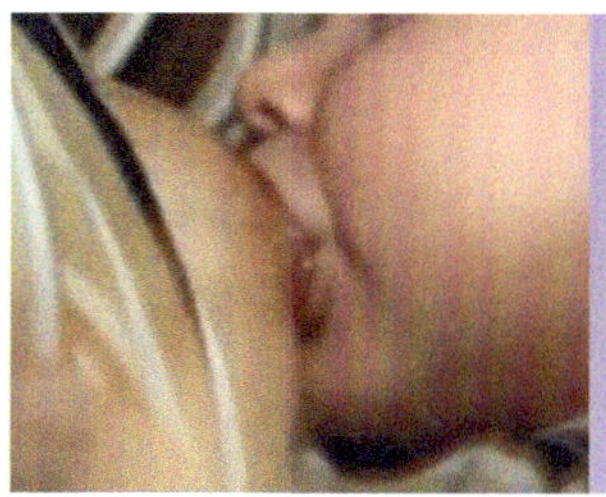

2. Das Bedürfnis, an der Brust zu saugen

Intrauterine Aspekte oraler Entwicklung

Form und Funktion = Weichgewebe formt Hartgewebe

Der Buccinatormechanismus
(Saugmechanismus)

Unterscheidung:
Saug-Schluckmuster und Kau-Schluckmuster

Zum Vertiefen: Intuitives Stillen

Carolin T. Schallhammer:
Intuitives Stillen (Baby-led Latching)

Veränderungen durch Wachsen und Funktion

Prävention von Saugproblemen
Das zu kurze Zungenband (Frenum linguae breve)

Intrauterine Aspekte oraler Entwicklung

Das überaus spannende Buch des Haptikforschers **Grunwald** „HOMO HAPTICUS" (2017) vermittelt Einblicke in die orale Entwicklung im Uterus, die ich hier teilweise zusammenfassend oder zitierend wiedergebe.

Als **Embryo** wird der heranwachsende Mensch bis zur 9. Schwangerschaftswoche bezeichnet.
Ab etwa der 10. Schwangerschaftswoche wird er bis zur Geburt **Fötus** oder auch **Fetus** genannt.
(nach M. Grunwald)

Das Tastsinnessystem entwickelt sich nach Grunwald schon sehr früh. Ab der 7. Schwangerschaftswoche reagieren Embryos bereits auf Berührungsreize an den Lippen mit einem Zurückweichen des Kopfes sowie ganzkörperlichem Zucken. *„Daraus wird schlussgefolgert, dass das Tastsinnessystem des Embryos die sanfte Berührung der Körperhaut als einen äußeren Umweltreiz erkennt.* [...] *Zu diesem Zeitpunkt ist der werdende Mensch lediglich 9 bis 16 Millimeter groß, und keines der übrigen Sinnessysteme ist aktiv!"*(Grunwald, S. 22) Dies zeigt, dass sich das Tastsinnessystem als erstes Wahrnehmungssystem entwickelt und dass das sensorische und das motorische System sich zeitgleich entwickeln und schon so frühzeitig miteinander verbunden sind.

„Bereits ab der 15. Schwangerschaftswoche kann das vollständige Bewegungsrepertoire eines Fötus entwickelt sein. Er berührt aktiv seinen Körper, vor allem sein Gesicht, und untersucht die räumliche Umgebung, in der er sich befindet. Zu diesem Zeitpunkt beginnt er auch mit Saugbewegungen am Daumen! Um diesen Aspekt noch einmal hervorzuheben: Ohne dass visuelle Information hilfreich zur Verfügung stünden, gelingt es dem Fötus, seinen Daumen in den Mund zu führen, um auf diese Weise seinen Saugreflex zu stimulieren und zu trainieren. Die bereits hochsensible Hautoberfläche des Gesichtsbereichs und die zunehmende Sensibilität der Finger fördern den Ablauf dieser Bewegung.

Das Training des Saugreflexes ist im Übrigen kein oraler Zeitvertreib eines unterforderten Fötus, sondern die lebensnotwendige Voraussetzung für die spätere Nahrungsaufnahme. Wer nicht Saugen kann, hat unter natürlichen Bedingungen nach der Geburt keine Überlebenschance. [...] *Eine der ersten sinnvollen menschlichen Handlungen – das Daumennuckeln – ist so bereits nach einer relativ kurzen vorgeburtlichen Entwicklungsperiode möglich, und das ohne die funktionelle Beteiligung der übrigen Sinnessysteme."*(S. 28, 29)

"Angesichts all dieser Erkenntnisse stellt sich die Frage, welche bleibenden Erfahrungen der Fötus über sein Tastsinnessystem macht. Mit Sicherheit können wir davon ausgehen, dass seine größte Tastsinneserfahrung darin besteht, den eigenen Körper und sich selbst wahrzunehmen und zu erkunden. Damit ist gemeint, dass der Fötus sowohl durch seine Bewegungsaktivität als auch durch die begleitenden Tastsinnesereignisse ein neuronales Konzept seiner Körperlichkeit entwickelt. Dieses Konzept wird in der Wissenschaft als ***Körperschema*** *bezeichnet.* [...]

Grunwald M. Homo hapticus. Warum wir ohne Tastsinn nicht leben können. München: Drömer 2017.

Das Bedürfnis, an der Brust zu saugen

Eine Leistung des Körperschemas ist die sichere Beurteilung dessen, was an unserem Körper hinten und vorn, oben und unten ist. Auch mit geschlossenen Augen haben wir ein sicheres Empfinden für diese räumlichen Aspekte unseres Körpers. Ebenso können wir jederzeit angeben, wo sich unsere Gliedmaßen und unser Kopf im Raum befinden und wie groß und lang die einzelnen Glieder unseres Körpers sind. Verallgemeinert kann man die Leistung des Körperschemas als Bewusstsein über das eigene körperliche Selbst oder als neuronale Abbildung unserer dreidimensionalen Daseinsart verstehen. (S. 42) *Das Körperschema ist wesentlich für den Menschen."* [...]

„Auch wenn sich das Körperschema auf der Entwicklungsstufe eines Fötus und Säuglings noch in den Anfängen befindet, ist es dennoch eine unabdingbare Voraussetzung für jede koordinierte Bewegung und später für die Etablierung eines Ichbewusstseins! Die permanente taktile und haptische Auseinandersetzung des Fötus mit seinem Körper und den äußeren Gegebenheiten führt zur Unterscheidungsfähigkeit und zu einem neuronalen Abbild dessen, was körperliche Innenwelt und räumliche Außenwelt ist. [...]

„Spätestens die Saugübungen des Fötus am eigenen Daumen erfordern ein praktikables und vor allem adäquates Körperschema, sonst könnten diese Übungen nicht wiederholt in der Dunkelheit des Mutterbauchs ausgeführt werden. [...] *Der zielgerichtete und hochkomplexe Bewegungsablauf, den das Daumennuckeln voraussetzt, erfolgt unter Ausschluss des visuellen Systems, da dieses noch gar keine Beiträge zur Bewegungssteuerung liefern kann. Ausschließlich Tast- und Bewegungsinformationen und das bis dahin entwickelte Körperschema kann der Fötus zur Ausführung dieser Handlungen nutzen."* (S. 43)

„Die existentielle Frage, was zum eigenen Körper gehört und was sich von diesem unterscheidet, wird im Gehirn des Fötus Tag für Tag stärker verankert. Die sensorischen Informationen hierfür liefert ausschließlich das Tastsinnessystem. Die neuronale Vernetzung des Körperschemas wird nachgeburtlich die Basis dafür sein, dass der Säugling versuchen wird, mit seinem Mund und nicht etwa mit seinen Ohrmuscheln Nahrung aufzunehmen. Denn sofort nach der Geburt wird er ohne Übergang und mit Selbstverständlichkeit auf das bereits im Mutterleib erarbeitete Körperschema zurückgreifen." (S. 44)

Grunwald M. Homo hapticus. Warum wir ohne Tastsinn nicht leben können. München: Drömer 2017.

Form und Funktion = Weichgewebe formt Hartgewebe

Beim Saugen an der Brust tritt der Säugling mit seinem Mund erstmals mit seiner Umwelt in Interaktion. Er hat zwei Grundbedürfnisse: nach Interaktion mit der Welt und nach Kommunikation mit den Menschen. An der Brust zu saugen, stillt den Hunger, sichert damit sein Überleben, und spendet Genuss. Das Saugbedürfnis wird gestillt. Atmung und Nahrungsaufnahme gelten als Reifezeichen des Neugeborenen.

Im ersten Lebensjahr ist die prägende funktionelle Kraft für das Wachstum des orofazialen Systems das koordinierte Zusammenspiel von Atmen, Saugen, Kauen und Schlucken. Die gesamte orofaziale Muskulatur und der ganze Körper des Säuglings sind am Saugen beteiligt. Der physiologische Einsatz der orofazialen Muskulatur ist die Grundlage der physiologischen Entwicklung. Aber Stillen ist noch viel mehr als Nahrung: Sicherheit, Liebe, Nähe, Geborgenheit, intensive Zeit für Mutter und Kind, wie es die Stillberaterin C. Schallhammer in ihrem Beitrag „Intuitives Stillen" ausführlich beschreibt.

Der Kieferorthopäde **Schwarz** (1951) betont im *Lehrgang der Gebissregelung* die Wichtigkeit des Saugens an der Brust für die volle Kieferentwicklung: *„Um den Wert der Tätigkeit richtig einzuschätzen, die gerade den Kiefern im ersten Lebensjahr von der Natur vorgeschrieben ist und die daher auch für die volle Kieferausbildung von größtem Belang sein muss, halte man sich zunächst vor Augen, dass die naturgegebene Nahrungsaufnahme aus der mütterlichen Brust neben der Atmungstätigkeit die Hauptmuskelarbeit des Säuglings darstellt.* "[...]

„Aus dem Gesagten geht ohne weiteres hervor, welchen wachstumsfördernden Einfluss die Ernährung an der Mutterbrust besonders für den Unterkiefer hat, der in etwa vier Fünftel der Fälle aus einer wahren Rückbisslage nach vorn zu wachsen hat, um rechtzeitig die Verzahnung im Regelbiss zu ermöglichen... "(S. 456f)

Der Kieferorthopäde **Tränkmann** (1997) stellte fest:
„Orofaziale Funktionskreise sind die Weichteilbedeckung des Gebissskeletts von extra- und intraoral. Das Weichgewebe beinhaltet im Wesentlichen Muskulatur. [...] *Der äußere Funktionskreis entspricht der mimischen und zum Teil der Kaumuskulatur. Hier sind besonders der Musculus orbicularis oris* [Ringmuskel des Mundes] *und der Musculus masseter* [Kaumuskel] *zu nennen. Der innere Funktionskreis umfasst die Zunge und ihre kaudale* [untere] *und dorsale* [rückseitige] *Nachbarmuskulatur.*

Beide Funktionskreise sind gegen das Gebissskelett gerichtet, und zwar in Ruhe und in Funktion. Es kann die Hypothese aufgestellt werden, dass Weichgewebe Hartgewebe formt. Zumindest muss eine Wechselbeziehung zwischen Weich- und Hartgewebe in Ruhe und in Funktion angenommen werden. (S. 152)

Durch die Aktivität der Muskulatur (= die Funktion) bei den primären oralen Funktionen Atmen, Saugen, Kauen und Schlucken, sowie durch ihre Ruhepositionen erhalten die knöchernen Strukturen (= die Form) mit der Geninformation Wachstums- und Modellierungsimpulse. Gleichzeitig übt die Form Einfluss auf die Funktionsabläufe aus: Es besteht eine gegenseitige Beeinflussung von Form und Funktion.

Schwarz A.M. Lehrgang der Gebissregelung. Untersuchungsgang. München: Urban & Schwarzenberg: 1952, S. 456f.
Tränkmann J. Ätiologie, Genese und Morphologie dyskinesiebedingter Dysgnathien. In: Sprache Stimme Gehör 1997/21, S. 152-160.

Der Buccinatormechanismus (Saugmechanismus)

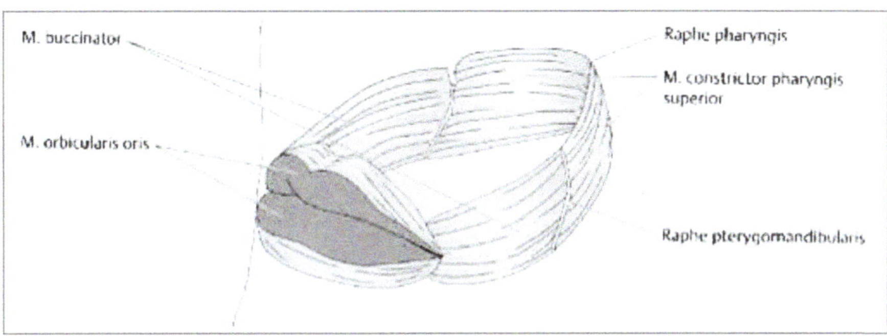

Buccinatormechanismus (BM) oder Saugmechanismus: von lat. *Bucca* = Wange
Castillo Morales R. beschreibt die Muskelkette des Buccinatormechanismus:

- Musculus oricularis orbis
- Musculus buccinator
- Musculus constrictor pharyngis superior

Diese wirken immer zusammen und sind auch die Grundlage für die Aktivität der Lippen.

Beim Saugvorgang sind die weit geöffneten Lippen an der Brust angesaugt und die Muskelkette des **Buccinatormechanismus** (BM) ist aktiv. Der BM dient der Herstellung des Unterdrucks/Sogs in der Mundhöhle, damit die Brust eingesaugt werden kann. Dabei wird die Wangenmuskulatur der Mittellinie angenähert. Durch Senken des Unterkiefers und der Zunge hinten kann der Unterdruck erhöht werden.

Die Wangen werden vom Corpus adipositum buccae [Wangenfettpfropf] stabilisiert, der die Mundhöhle seitlich verkleinert und so den Raum für die Zunge begrenzt. Er liegt in einer Schleife des M. masseter [Kaumuskel]. Die Wangen-Fettpölster oder Saugpölster, wie sie auch genannt werden, geben die notwendige Kieferstabilität und verhindern ein Einziehen der Wangen beim Saugen. Beim Neugeborenen sind die Saugpölster stark ausgeprägt. Mit zunehmender neurologischer Kontrolle beim Saugen bilden sie sich zurück.

Um Saugen zu können, braucht es das Abdichten der Lippen an der Brust, das Latching (früher Latch-on), damit ein Sog entstehen kann. Flüssiges Atmen ist dann nur durch die Nase möglich, somit wird die Nasenatmung geprägt. Die intensive Aktivität der Lippen beim Ansaugen dient später dem habituellen Lippenkontakt beim Mundschluss, der für die Nasenatmung Voraussetzung ist. Der Atemstrom durch die Nase hat stimulierenden Einfluss auf den nasalen Luftweg, die Nasenhöhlen, die Nasennebenhöhlen sowie auf den Atemfluss und die Atmung (Bahnemann 1979).

Der Saugmechanismus dient nicht nur dem Säugling beim Saugen an der Brust. Er ist nach Castillo Morales das ganze Leben lang an oralen Funktionen beteiligt: am Abbeißen, Kauen, Trinken und Schlucken sowie am Lippenkontakt, dem Blasen, Pfeifen und Küssen. Auch für eine korrekte Lautbildung und die Mimik wird der aktive Buccinatormechanismus gebraucht.

Bahnemann F. Mundatmung als Krankheitsfaktor. In: Fortschritte der KFO. 1979; 40/2. S. 217-228.
Castillo Morales R., Brondo J.J., Haberstock B. Die orofaziale Regulationstherapie. München: Pflaum 1998.

Unterscheidung: Saug-Schluckmuster und Kau-Schluckmuster

1. Das Saug-Schluckmuster

Saugen und Schlucken
Saug-Schluckmuster
Infantiles Schlucken
Viszerales Schlucken
Reflektorisches Schlucken

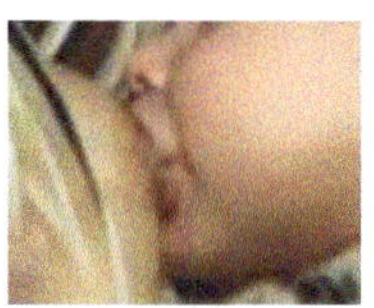
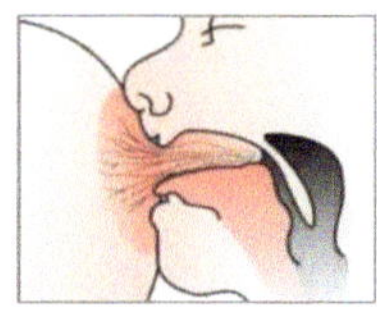
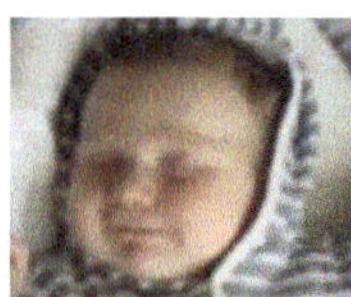

a) Reflektorische Phase bis zur 12. Lebenswoche:
Dieses Saugen wird bis zur 12. Lw. durch die angeborenen oralen Reflexe ausgelöst.
b) Bewusst eingesetzte/non-reflektorische Phase ab der 12. Lebenswoche
In dieser reiferen Phase saugt der Säugling gleich wie bisher, wann immer er saugt. Er braucht jedoch keine Stimulation der oralen Reflexe, um effizient zu saugen. Nun reichen visuelle Reize und Hunger für Latching/Ansaugen aus.
Hauptmerkmale des Saug-Schluckmusters:
- Die Zunge liegt vorne über der unteren Kieferleiste, Druckrichtung nach oben u. rückw.
- Die Lippen sind an der Brust dicht angesaugt = Latching

Die Ruhelage der Zunge ist sowohl im Wachzustand wie auch beim Schlafen meist oben am Gaumen im Bereich der Rugae palatinae [Gaumenfalten].
Die Lippen sind in Ruhe meistens in leichtem Kontakt, selten offen.

Das bewusst eingesetzte Saug-Schluckmuster verwendet das Baby immer beim Brustsaugen. In der Beikostzeit lernt es, halbfeste Nahrung zu zerkleinern und die Zunge beim Schlucken hinter den Zähnen zu lassen. Das Kau-Schluckmuster entwickelt sich.

2. Das Kau-Schluckmuster

Kauen und Schlucken
Kau-Schluckmuster
Adultes Schlucken
Somatisches Schlucken
Reifes Schlucken

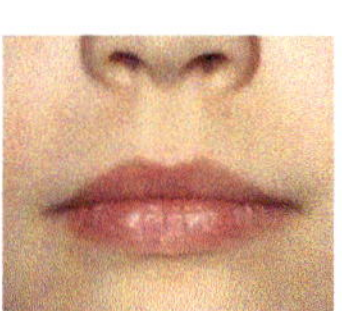
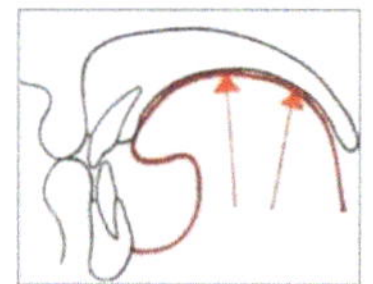
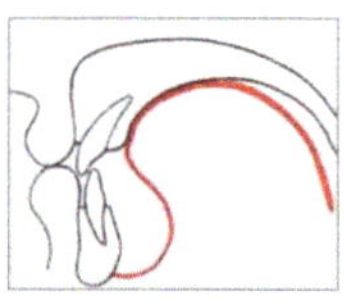

Die Reifung des Kau-Schluckmuster beginnt in der bewusst eingesetzten Phase des Saug-Schluckens. Das Zurückgehen der oralen Reflexe ist Voraussetzung, dass sich das Kauen und das Kauschluckmuster entwickeln können. Die Reifung des Kauschluckmusters beginnt in der bewusst eingesetzten Phase des Kau-Schluckens. Unter dem Einfluss von Wachstums-Entwicklungs- und Reifungsvorgängen sowie kauanregender Stimuli (weiche und halbfeste Nahrung) dauert nach Patti die vollständige Entwicklung des Kau-Schluckens zwischen 8 und 16 Monaten. Er bezeichnet diese Phase als Mischschluckphase.
Hauptmerkmale des reifen Kau-Schluckmusters:
- Die Lippen sind in Kontakt, Kiefer/Zähne sind zu. Die Zunge saugt sich an den Gaumen.
- Die Zunge schluckt den gekauten Bolus [Speichel], Nahrung mit einer Druckwelle im Unterdruck (Sog) in den Ösophagus [Speiseröhre].
- Der Druck der Zunge hinter den Zähnen ist dabei nach oben und rückwärts gerichtet.

Die Ruhelage der Zunge ist sowohl im Wachzustand wie auch beim Schlafen meist oben am Gaumen im Bereich der Rugae palatinae. [Gaumenfalten]
Die Lippen sind in Ruhe meistens in leichtem Kontakt, selten offen.

Carolin T. Schallhammer

Intuitives Stillen (Baby-led Latching)

Effektives und selbstwirksames Stillen mit Unterstützung der angeborenen Reflexe des Babys

Durch meine Lehrerinnen für Ernährungslehre in der Schulzeit und Mathilde Furtenbach in der Logopädie-Ausbildung WEISS ich, dass das Stillen die erste Wahl zur Ernährung und Beruhigung des Babys ist. Nach der Geburt meines ersten Kindes habe ich GEFÜHLT, wie natürlich und wichtig es ist. Und durch die Geburt meines zweiten Kindes habe ich ERFAHREN, wie HEILSAM Stillen sein kann. Seit 27 Jahren erkunde ich die Funktionen des Stillens auf physiologischer, emotionaler und ganzheitlicher Ebene immer tiefer, versuche die einzelnen Fachdisziplinen zu verbinden und die natürliche Entwicklung mit großem Respekt zu unterstützen.

Die Motivation für meinen Beitrag ist, dass so viele stillende Mütter mit Schmerzen und Babys mit der Diagnose Saugstörung an mich überwiesen werden und die Lösung so einfach wäre: unter Einbeziehen der äußeren Reflexkette beim Latching tritt fast immer unmittelbar eine komplette Erleichterung und Lösung ein. Ich möchte hier die kleinen Unterschiede beim Anlegen aus logopädischer wie stillberaterischer Sicht genau beschreiben und hoffe, dass dadurch viele Familien und Fachpersonen freudvolles Stillen erleben können.

Das Bedürfnis an der Brust zu saugen ist biologisch überlebenswichtig, sodass ein gesundes, reif geborenes Neugeborenes alle Voraussetzungen mitbringt, um selbst den Weg zur Mutterbrust zu finden, effektiv anzusaugen und nach der Geburt eine Rückverbindung mit der Mutter herzustellen. Voraussetzung dafür ist eine physiologische Position der Mutter und des Babys, eine entspannte Atmosphäre, die dem Bindungsprozess die nötige Zeit gibt und keine negative Einwirkung von sedierenden Medikamenten.

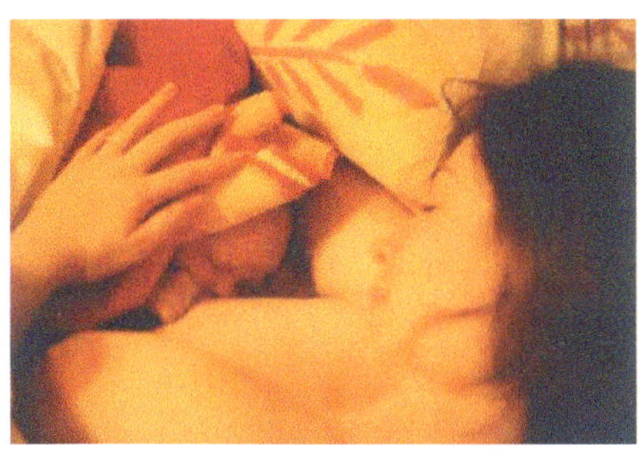

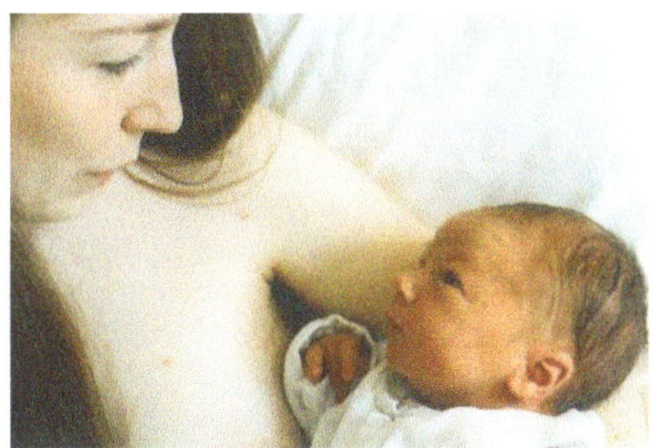

Abb.: Das kompetente interaktive Neugeborene. Quelle: C. Schallhammer

Probleme beim Ansaugen an die Brust (Latching) können wunde Mamillen, Milchstau, Mastitis (= Brustentzündung), chronische Schmerzen bei der Mutter und unzureichende Gewichtszunahme beim Baby sowie unbefriedigendes Stillen bei Mutter und Kind verursachen. Dadurch kommt es häufig zum vorzeitigen Abstillen: Mutter und Kind können Daher von den vielen Vorteilen des Stillens nicht profitieren. In Anbetracht dessen ist es wichtig, sich mit der Physiologie des Latchings (Ansaugen, Andocken) genau auseinander zu setzten und zu reflektieren, was es braucht bzw. was verhindert, dass sich die natürlichen, physiologischen Funktionen wirksam entfalten können.

Das kompetente Neugeborene

Das Neugeborene, das gesund und reif zur Welt kommt, kann eine Reihe von Reflexen und Bewegungsmustern nützen, um sich mit der Mutter zu verbinden und für seine Nahrungsaufnahme zu sorgen.

Vorbereitung und Unterstützung des Baby-led Latchings

- Unterstützung von medizinischer Seite: Schutz des wichtigen Bindungsfensters beim Bonding nach der Geburt und in den ersten Lebenswochen. Möglichst keine Trennung von Mutter und Kind, keine unnötigen Interventionen, Kontrolle der Vitalfunktionen bei Bedarf möglichst ohne Kontaktunterbrechung von Mutter und Baby, ruhige Atmosphäre, angenehme Temperatur und Helligkeit.
- Stillzeichen erkennen: Suchen, Schlecken, Schmatzen, Zunge herausstrecken, Saugen an der Hand.
- Das Baby liegt bäuchlings auf der zurückgelehnten Mutter, seine angewinkelten Arme sind links und rechts von seinem Kopf.
- Unterstützung durch die Mutter: seitliches Abstützen an den Schultern des Babys, sodass es nicht von ihr herunterrollen kann; eventuell Zuspruch und Orientierung mit ihrer Stimme und dem Blickkontakt.
- Die Herausforderung ist meist, die natürlichen Funktionen nicht zu stören, nicht zu drängen, der Mutter und dem Baby zu vertrauen, warten, sich zurückhalten können und nur bei Bedarf bestärken und Unterstützung geben.

Reflexe und Bewegungsmuster für den Weg zur Brust (Breast Crawl)

Wenn das Neugeborene nach der Geburt am Bauch der Mutter liegt und bereit fürs erste Stillen ist, gräbt es seine Füße in den weichen Mutterbauch. Dadurch wird an den Fußsohlen der **Schreitreflex** ausgelöst und eine Robb-Bewegung der Beine folgt. Dabei wird das Gewicht auf die Arme und gefausteten Hände erhöht und dort der **Babkin-Reflex** ausgelöst, der nun ein Heben und Drehen des Kopfes sowie ein Öffnen des Mundes bewirkt. Damit kommt das Baby in eine leichte Reklination des Nackens, wodurch der Unterkiefer und die Zunge in eine Position gelangen, welche die Saug- und Schluckbewegung unterstützt, ähnlich der Kopfhaltung des Erwachsenen, wenn er aus einem Glas trinkt.

Der **Asymmetrisch-Tonische-Nacken-Reflex oder ATNR bzw. Fechterreflex** kann die Krabbelbewegungen der Arme unterstützen, um weiter zur Brust robben zu können. Damit das Saugen möglich ist, müssen die Arme gebeugt sein. Das Bewegungsmuster der gefausteten **Hände, die in Richtung Mund geführt werden,** ermöglicht dem Baby, wenn es mit den Händen links und rechts der Brust liegt, die Brust in den Mund zu schieben. Dabei stimuliert das Babys selbst den **palmaren Greifreflex**, der die Saugtätigkeit erhöht.Auf diese Weise robbt das Neugeborene ganz selbständig und kompetent in Richtung Brust. Seine Augen können das dunkle Rot der Mamillen und den häufig vorhandenen dunkler pigmentierten Strich auf der medianen Bauchhaut der Mutter (Linea nigra) besonders gut erkennen und es wird so in Richtung Brust geführt.

Zum Vertiefen: Intuitives Stillen

Übersichtstabelle der Reflexe und Bewegungsmuster

REFLEX	AUSLÖSER	REAKTION
Blickkontakt	dunkle, rote, runde Formen	Fixierung des Blickes
Schreitreflex	Berührung der Fußsohlen	Baby stößt sich mit den Füßen abwechselnd ab, hebt den Kopf und krabbelt am Bauch der Mutter
ATNR (Asymmetrisch-Tonischer Nackenreflex oder Fechterreflex)	Seitwärtsdrehen des Kopfes bis zur 6. LWO!	Streckt den Arm in Blickrichtung und beugt den abgewandten Arm Achtung! Saugen wird bei gestrecktem Arm unterbrochen!
Babkin-Reflex	Beidseitiger Druck auf die Basis der Handflächen	Drehen und Heben des Kopfes, Öffnen des Mundes
Saugen an der Faust	Stillbedürfnis	Faust wird in Richtung Mund geführt; liegt die Brust dazwischen, schiebt das Baby selbst die Brust in den Mund
Palmarer Greifreflex	Druck auf die Handflächen	Verstärkt den Faustschluss und erhöht die Saugtätigkeit Achtung! Faustöffnen unterbricht das Saugen!

Orale Reflexe für das Saugen

Befindet sich das Baby schließlich in der Nähe der Mamille der Mutter, stimuliert diese bei den kindlichen Drehbewegungen des Kopfes die Wange und den äußeren Mundbereich des Babys und löst den **Such- oder Rooting-Reflex** und eine Protrusion der Zunge **(Extrusionsreflex)** aus. Diese bewirken das Drehen des Kopfes in Richtung des Reizes (Mamille), ein weites Öffnen des Mundes von mehr als 90 Grad und das Vorschieben der Zunge.

Diese weite Öffnung ist nötig, damit die Mamille (Brustwarze) nicht über die Rugae palatinae (= quer verlaufende Gaumenfalten am harten Gaumen) eingeschlürft wird, sondern gleich am weicheren Gaumenabschnitt dahinter zu liegen kommt und erst hier gedehnt wird. Somit wird die Mamille geschont und die Voraussetzung für einen effezienten und entspannten Milchtransfer ist gegeben.

Die Protrusion der Zunge über die Kieferleiste ist beim Saug-Schluckmuster physiologisch und für das Herausmelken der Milch essentiell wichtig. Das Saugen beginnt also außerhalb des Mundes und braucht in den ersten Lebenswochen unbedingt das Auslösen der äußeren Reflexkette, um effizient zu sein!

Abb.: Übersichtstabelle der Reflexe und Bewegungsmuster. Quelle: C. T. Schallhammer

Zum Vertiefen: Intuitives Stillen

Der **Saugreflex**, der bei Berührung der Lippen und des vorderen Zungendrittels ausgelöst wird, setzt nun ein. Der **phasische Beißreflex**, der durch die Berührung des Zahnfleisches stimuliert wird, unterstützt das Entleeren der Milch zusätzlich, sodass nun ein rhythmisches Saugen-Schlucken-Atmen entsteht. Währenddessen besteht ein durchgehender Lippenkontakt zur Brust. Verliert das Baby den durchgehenden Lippenkontakt zur Brust, löst sich der Unterdruck im Mund, die Mamille zieht sich wieder zusammen und es ist keine aktive Entleerung möglich. Das Baby muss wieder von vorne mit dem Suchen beginnen und wird motiviert, den Lippenkontakt zur Brust zu halten.

Meist ist das Baby erst nach einigen Versuchen, bei denen jedes Mal die Mundöffnung größer wird, bereit, die Mamille in den Mund zu nehmen. Es ist wichtig, jedem Baby seine Zeit dafür zu geben, um selbstwirksam werden zu können. Vorzeitiges Einführen der Mamille kann diese wund werden lassen, dem Baby Druck machen und es überfordern.

Die orale Reflexkette für das Saugen

REFLEX	AUSLÖSER	REAKTION
Suchreflex (Rooting-Reflex)	Berührung der Wange oder des Mundwinkels	Drehen des Kopfes und Öffnen des Mundes
Zungenprotrusion (Extrusionreflex)	Berührung der Zungenspitze oder Unterlippe	Vorschieben der Zunge bis zur Lippengrenze
Saugreflex	Berührung der Lippen oder des vorderen Zungendrittels	Kontraktion der Lippen und Saugbewegungen der Zunge
Phasischer Beißreflex	Berührung des Zahnfleisches	Rhythmisches Öffnen und Schließen des Kiefers

Auf diese Weise kann das Baby schon unmittelbar nach der Geburt, der perinatalen Loslösung, selbständig und in seinem eigenen Rhythmus wieder eine Rück-Verbindung mit der Mutter herstellen. Mutter und Kind erleben sich als selbstwirksam. Dieser Prozess dauert ungefähr eine Stunde, manchmal auch nur 20 Minuten. Mit dem ersten Stillen und der Rückverbindung zur Mutter ist der Vorgang der Geburt biologisch und emotional abgeschlossen und für die lebenswichtige Fortführung der Bindung ist gesorgt **(Selbstanbindungsreflex)**. Wenn diese natürliche Abfolge vollständig ist, werden Mutter und Kind ruhig – und das unterstützende Umfeld auch.

Das Saugen findet mit dem gesamten Körper statt durch die Stimulation der oralen Reflexe außen am Gesicht des Babys!

Die Bezeichnungen für frühkindliche Reflexe des Neugeborenen und des Säuglings, auch orale Reaktionen, reflexive Reize, orale Abläufe oder orale Ablaufketten genannt, werden gleichwertig verwendet.

Abb.: Übersichtstabelle der oralen Reflexkette für das Saugen. Quelle: C. T. Schallhammer

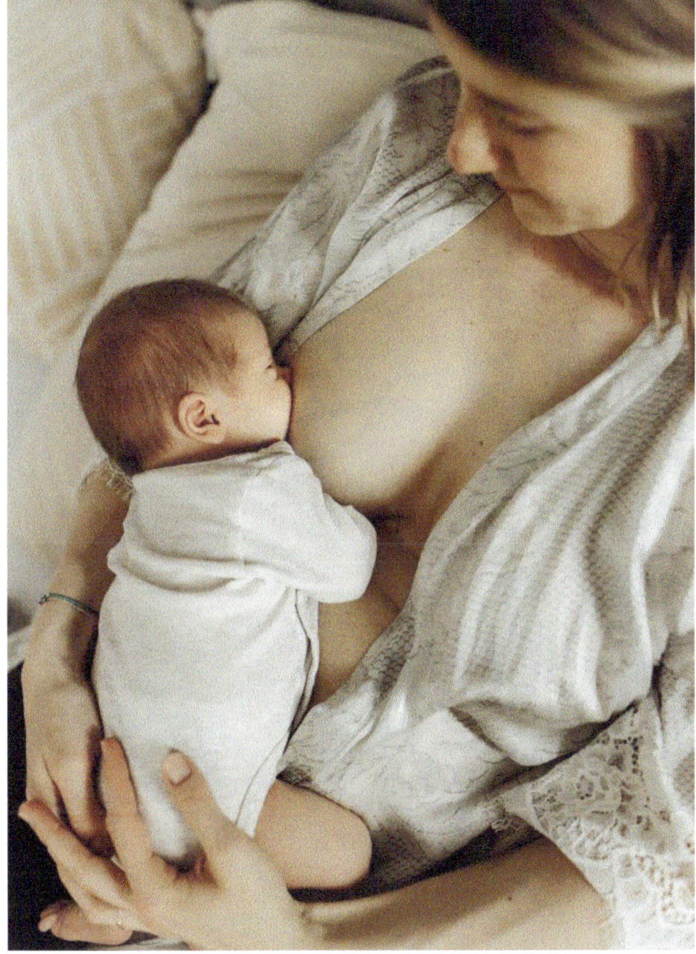

Abb.: Noah hat ganz alleine bei seiner Mutter angedockt (Self-Latching)
Quelle: Sarah Breitsameter

Ich gehe hier nicht weiter auf die intraorale, pharyngeale und ösophageale Phase des Saug-Schluck-Vorgangs ein, da wir diese wenig oder gar nicht beeinflussen können und der intraorale Raum einen sehr sensiblen Bereich darstellt. Deswegen ist es in den meisten Fällen ausreichend, das Saugen durch die optimale Positionierung und dem Auslösen der Reflexe zu unterstützen, ohne weitere intraorale Interventionen einzusetzen.

Zum Vertiefen: Intuitives Stillen

Die Bedeutung des Such- oder Rootingreflexes in der oralen Reflexkette

Der kleine Unterschied mit großer Wirkung

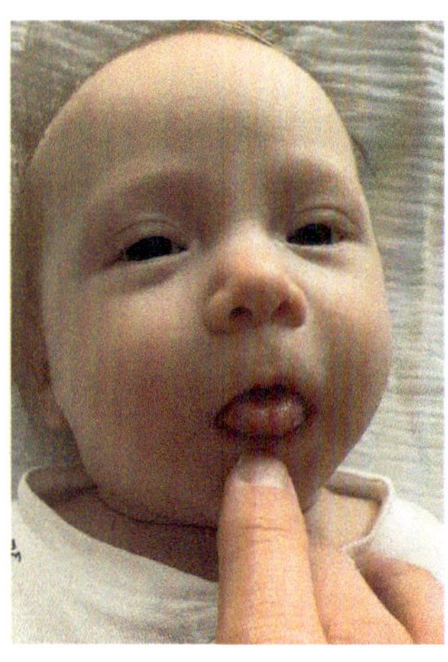

Abb.: Claras Mama berührt hier die Mitte der Lippen: Clara streckt die Zunge heraus (Extrusionreflex) und die Lippen kontrahieren sich.
Quelle: C. T. Schallhammer

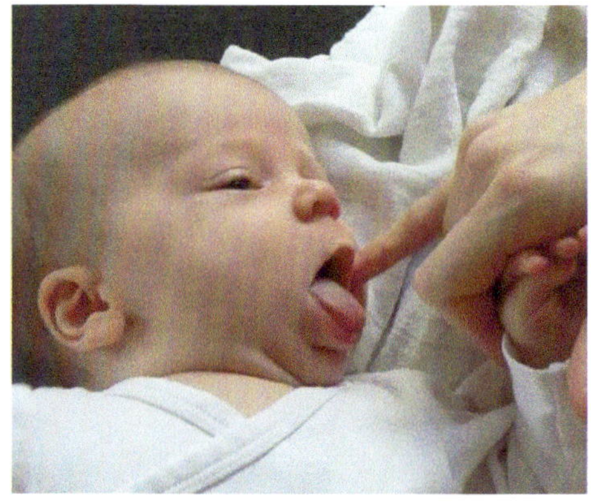

Abb.: Noahs Mama stimuliert hier den Mundwinkel und die Wange und löst damit den Such- oder Rootingreflex aus. Nun dreht sich Noah zum Stimulus, öffnet den Mund dabei weit und streckt die Zunge heraus.
Quelle: C. T. Schallhammer

Wird das Stillen mit der Berührung der Lippen begonnen, würde die Mamille über den harten Gaumen „eingeschlürft" und die Lippen hineingezogen werden. Dabei wird das mütterliche Gewebe stark belastet und die Position der Zunge und die Kieferöffnung des Babys wären nicht optimal, damit es effizient und entspannt saugen kann.

Wenn die Mamille vor dem Ansaugen auf diese Weise die Reflexkette außen einbezieht, gelangt die Mamille direkt an den weichen Gaumen und wird tief eingesaugt. Die Lippen legen sich auf der Brust ab und sind von selbst nach außen gestülpt. Das mütterliche Gewebe wird geschont und das Saugen funktioniert effektiv, wenn auch der Rooting- oder Suchreflex zum Wirken kommt.

Eingezogene Lippen sind immer ein Zeichen dafür, dass die Mundöffnung vor dem Ansaugen nicht groß genug war!

Geringe Mundöffnung ist ein Zeichen dafür, dass der Such- oder Rootingreflex (durch Stimulation am Mundwinkel oder an der Wange) nicht ausreichend ausgelöst wurde!

Ein nachträgliches Herausziehen der Lippen, löst nur einen Teil der unphysiologischen Positionen und ist deshalb nicht zu empfehlen. Am besten beginnen Sie das Latching dann nochmals von vorne mit ausführlichem Stimulieren des Such- oder Rootingreflexes und Abwarten der Bereitschaft des Babys. Meiner Erfahrung nach werden Babys ruhiger und beginnen mit ihren typischen Stilllauten, sobald sie die Berührung an der Wange spüren. Hier beginnt die orale Reflexkette.

Übertragung auf andere Stillpositionen und die Flaschenernährung

Ein Baby kann auch in anderen Stillpositionen wie Rückgriff, Wiegengriff, im Liegen und einer selbst kreierten Position effektiv und natürlich saugen. Wir müssen dabei nur darauf achten, dass die Position es zulässt, dass die Reflexe, die beim Baby-led Latching durch die Position und Schwerkraft selbst ausgelöst werden, auch hier wirksam werden können. Die Orientierung zum natürlichen Vorgang des Baby-led Latchings soll dabei immer das Vorbild sein.

Darum gilt es, auf folgendes zu achten:

- Wenn in der Position die Schwerkraft das Baby nicht nahe am Körper und an der Brust hält, muss die Mutter aktiv diese Nähe herstellen.
- Das Baby soll Bauch an Bauch mit der Mutter sein und der Kopf ist gerade in Mittelposition.
- Die Nase des Babys ist auf Höhe der Mamille. Um an die Brust anzudocken, stellt es dann eine leichte Reklination des Kopfes her, bei der Unterkiefer und Zunge besonders nahe an der Brust sind. Dann rutscht das Baby nicht von der Brust bzw. muss nicht mit den Kiefern klemmen, um die Brust zu halten.
- Die Wange des Babys liegt an der Brust. Seine Arme sind links und rechts neben der Brust. Wenn das Baby ohne taktile Berührung des Gesichtes in der Nähe der Brust liegt und saugen möchte, wird es meist sehr unruhig, da es ohne die Schwerkraft die Orientierung und physische Nähe noch nicht selbst herstellen kann. In den ersten Lebenswochen reicht der visuelle Stimulus für das Latching nicht aus. Es braucht unbedingt den taktilen Reiz an der Wange, um die Reflexkette auszulösen.
- Nun so lange warten, bis das Suchen, Hindrehen des Kopfes zur Mamille, Öffnen und Herausstrecken der Zunge ausgelöst wird. Das kann auch einige Minuten dauern!
- Erst dann, wenn der Mund weit geöffnet ist, das Baby rasch an die Brust führen, sodass die Mamille nun in den Mund des Babys gelangt. Wenn der kurze Zeitpunkt der weiten Mundöffnung verpasst wurde, einfach nochmals mit dem Auslösen des Suchreflexes der Wange an der Brust beginnen und die nächste Bereitschaft des Babys abwarten.
- Nase und Kinn berühren während des gesamten Saugens ganz oder zumindest annähernd die Brust.
- Die Mutter kann beim Latching die Brust mit dem C-Griff formen und das Baby beim Andocken unterstützen. Die gekreuzte Wiegenposition oder das Stillen im Liegen eignen sich für den Lernprozess am Anfang meist recht gut.
- Hat das Baby an die Brust angedockt, seine Lippen nicht mehr herausziehen oder anders positionieren. Eingesaugte Lippen sind ein Zeichen für zu wenig Mundöffnung beim Latching.
- Ein physiologisch angedocktes Baby, bekommt (auch ohne Wegdrücken des Brustgewebes im Nasenbereich) genug Luft zum Atmen, verliert den oralen Unterdruck nicht ungewollt und saugt ohne Schnalzgeräusche.
- Wird das Baby vorübergehend oder langfristig mit der Flasche ernährt, sind der Hautkontakt und das Auslösen der vollständigen oralen Reflexkette mit dem
- Flaschensauger am Mundwinkel für ein effizientes und selbstbestimmtes Saugen auf gleiche Weise wirksam und bedeutend.

Zum Vertiefen: Intuitives Stillen

Beim Baby-led Latching passiert dies alles von selbst durch die Reflexe des Kindes. Die Mama muss weniger über die Anlegetechniken aufgeklärt und angeleitet werden, sondern wird nur unterstützt, den natürlichen Funktionen und dem individuellen Zeitrhythmus ihres Babys und ihres Körpers intuitiv zu vertrauen.

Die weitere Stillzeit bis zum Abstillen

Die Reflexe für den Breast Crawl sind in den ersten Lebenswochen aktiv und können in dieser Zeit ausgelöst und genützt werden. Mit zunehmender Reife und Entwicklung des Babys kommen mehr motorische und visuelle Fertigkeiten des Babys dazu, die beim Latching und Stillen vom Baby genützt werden, sodass es zunehmend weniger Unterstützung fürs korrekte Saugen braucht.

Nutritives sowie non-nutritives Saugen sind physiologisch. Wenn das Baby einen Schnuller brauchen würde, würde er mit der Nachgeburt herauskommen. Das Saugen ist an und mit der Mutter vorgesehen und unterstützt damit die sichere Bindung und die orofazialen Funktionen. Die negativen Auswirkungen des Schnullers und anderer oraler Habits können durch das Stillen vermieden oder reduziert werden.

Mit zunehmendem Alter können andere Möglichkeiten der Nahrungsaufnahme und Beruhigung gefunden werden: feste Kost, Trinken aus dem Glas, Bindung durch vielfältigere Kontakterfahrungen und Interaktionen (die Welt gemeinsam erkunden, getragen werden, Bücher anschauen, spielen...). Dann tritt das Stillen mehr und mehr in den Hintergrund, bis es meist zwischen dem 1. und dem 4. Geburtstag zum natürlichen, selbstbestimmten Abstillen kommt, das von Mutter und Kind gemeinsam gestaltet wird.

Einige Vorteile des Stillens für die orofaziale Entwicklung

- Eutone Spannung der Muskulatur im Gesicht, Kiefer und gesamten Körper. Physiologisches Training für die Muskulatur und Funktion.
- Die Kraft der Zunge geht nach cranial-dorsal und stimuliert somit das physiologische Kau-Schluckmuster und die Ausprägung der knöchernen Strukturen.
- Effizientes Saugen an der Brust funktioniert ausschließlich mit kraftvollem, konstanten Lippenkontakt zur Brust, Unterdruck im Mundinnenraum und Nasenatmung = die Basis für die physiologische Entwicklung von Atmung, Myofunktion, Kiefer und Zähne.

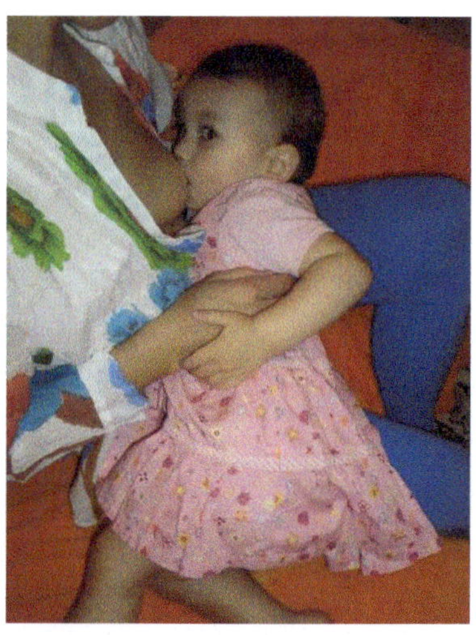

Abb: Barbara mit Isabel (2 Jahre).
Quelle: C. Schallhammer

Zum Vertiefen: Intuitives Stillen

- Stillen stärkt das Immunsystem und reduziert damit auch Infektionen im Bereich von Hals, Nase und Ohren, welche das orofaziale Gleichgewicht stören.
- Stillen unterstützt die Bindung durch Kontakt, Hormone und gemeinsame Interaktion, dadurch gibt es weniger Habits und die Gesamtentwicklung wird gefördert.
- Das gestillte Baby benötigt keinen Schnuller.
- Stillen ist primäre, sekundäre und tertiäre Prävention und Therapie. Zeit, Geld und intraorale therapeutische Interventionen werden (meist) erspart.
- Ein optimales, natürliches Latching kann Einschränkungen der Funktion (durch z.B. Hypo- oder Hypertonie) und der Anatomie (z.B. kurzes Zungenbändchen oder Spaltbildungen) unter Umständen ausgleichen, das Stillen ermöglichen und die allgemeine Entwicklung unterstützen.

Ich danke Mathilde Furtenbach für ihren lebenslangen Einsatz für die oralen Grundfunktionen sowie die Prävention von Entwicklungsstörungen und wertschätze es sehr, wie unermüdlich sie immer weiter forscht. Die Erfahrungen, die wir auf ganz verschiedenen Ebenen miteinander gemacht haben, sind zutiefst wertvoll für mich.

Carolin T. Schalhammer, Logopädin, Still- und Laktationsberaterin IBCLC, Therapeutin für CranioSacrale Therapie und Entwicklungs-Traumatherapie NARM, Psychologische Beraterin (LSB). Sie erkundet heute vorwiegend Embodiment, Traumaarbeit und tantrisches Bewusstsein und hat mit Moritz Gradl, Marion Riedl und Maria Moser-Proschinger den ErfahrungsRaum biodynamisches Embodiment (ERdE) entwickelt. Sie begleitet Fachpersonen verschiedener Disziplinen in ihrem beruflichen und persönlichen Wirken und Werden. https://carolin.schallhammer.net

Sie gründete und leitet in Salzburg die Initiative BirthDay, die Familien individuell und ganzheitlich rund um die Geburt begleitet und Angebote zur Vernetzung, Entwicklung und Fortbildung für Fachpersonen bietet. Hier können Sie mehr erfahren und sich für die Community eintragen: https://birthday-salzburg.com

Empfehlenswerte Basisliteratur zum Thema

Castillo Morales R. Die orofaziale Regulationstherapie. München: Pflaum 1998.
González C. Mein Kind will nicht essen. La Leche Liga Schweiz 2002.
Gresens R. Intuitives Stillen. München: Kösel 2016.
Rapley G. & Murkett T. Baby-led Weaning. München: Kösel 2013.
Guoth-Gumberger M. & Horman E. Stillen. München: GU 2004.
Klaus&Kennell&Klaus. Der erste Bund fürs Leben. Hamburg: Rowohlt 1997.
Liedloff J. Auf der Suche nach dem verlorenen Glück. München: C.H. Beck 1980.
Renz-Polster H. Kinder verstehen. München: Kösel 2014.
Wild Rebecca. Freiheit und Grenzen – Liebe und Respekt. Weinheim: Beltz 2013.
Anschauliche Filmsequenzen finden Sie unter den Suchbegriffen „Baby-led Latching", „Breast Crawl" und „Intuitives Stillen" im Internet

Publikationen von Carolin T. Schallhammer

im „Infoportal rund ums Stillen" von Dr. Zsuzsa Bauer:
https://still-lexikon.de/abstillen-wie-kann-ich-mein-kind-achtsam-begleiten/
Schallhammer C.T. Breast is the best – Die Einzigartigkeit des Saugens an der Mutterbrust und Pro und Contra alternativer Saug- und Beruhigungsmöglichkeiten. 2014. Erhältlich bei der Autorin.
Schallhammer C.T. Stillen als Prävention in der Logopädie. 2000. Erhältlich bei der Autorin.

Veränderungen durch Wachsen und Funktion

Im ersten Lebensjahr erfahren die orofazialen Funktionsräume eine beträchtliche Vergrößerung. Der Kieferorthopäde **Müßig** (1991) beschreibt dies so:

„Durch das enge Ineinandergreifen von Wachstum und Funktionen nimmt der Mund weiterhin an Größe zu. Dieser neue Raum bringt neue Möglichkeiten motorischer Beweglichkeit, die ihrerseits wiederum die sensorische und räumliche Wahrnehmungswelt erweitert. Unter dem funktionellen Einfluss des Saugens erfährt die Mandibula eine beachtliche Formveränderung. Prozessors condylaris, aufsteigender Unterkieferast und Kieferwinkel bilden sich aus. Der Ramus mandibulae verlängert sich beträchtlich, so dass der physiologische Neugeborenenrückbiss meist schon mit einem halben Jahr ausgeglichen ist. Umfangreiche Wachstumsvorgänge im Bereich der medianen, maxillären und mandibulären Suturen führen bis zu diesem Zeitpunkt zu einer Erweiterung der Kieferbögen, die den durchbrechenden mittleren Milchschneidezähnen ihren erforderlichen Platz verschaffen." (S. 17)

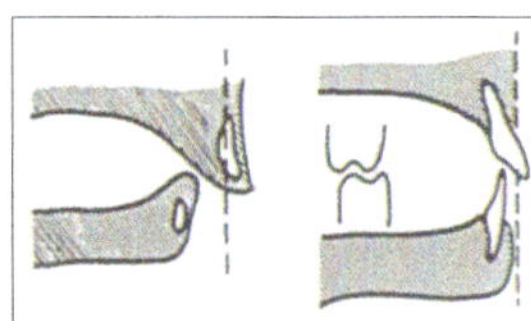

Abb. 1: Die physiologische Rücklage des Unterkiefers wird durch das Brustsaugen ausgeglichen.
Quelle: A. M. Schwarz

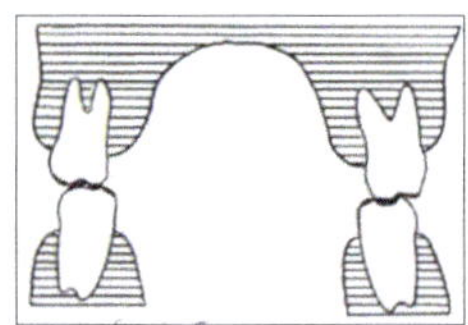

Abb. 2: Die Zunge formt und stimuliert gemeinsam mit der Brust das Wachstum des Gaumens, damit später alle Zähne Platz finden.
Quelle: M. Bondi

Müßig (1991): *„In gleicher Weise wie das Saugen den funktionellen Reiz für das Wachstum für Unterkiefer und Gaumen bildet, übt die Atmung stimulierende und formende Einflüsse auf die Entwicklung der Nasenwege und der paranasalen Hohlraumsysteme aus. Im Rahmen des weiteren skelettalen Gesichtswachstums gewinnen Mund- und Nasenraum kontinuierlich an Größe, wobei sie in anterior-kaudaler Richtung von der Schädelbasis wegbewegt werden.*

Im Säuglingsalter ist der gesamte Pharynx [Rachen] *relativ weit und von geringer Höhe. Oronasaler und pharyngealer Raum treffen mit einem stumpfen Winkel aufeinander. Die Natur hat gewissermaßen durch die Weite des Raumes einer Einengung des Atemweges vorgebeugt, indem sie die Dauer der Pharnyxpassage durch eine geringe Raumhöhe verkürzt. Der Pharynx des Erwachsenen hingegen ist eng und hoch, entsprechend der aufrechten Haltung des Menschen. Verlängerung und Verringerung des Raumes gehen mit einer neuromotorischen Ausreifung und der Muskulatur von Nacken, Mund und Pharynx im Rahmen des Vertikalisationsprozesses einher."* (S. 17)

Abb. 1: A. M. Schwarz. Lehrgang der Gebissregelung. Bd. I, München: Urban & Schwarzenberg 1951.
Abb. 2: M. Bondi. Orofaziale und craniocervikale Myotherapie. Berlin: Quintessenz 1994.
Müßig D. Mund-Raum-Funktion. Zusammenhänge am Beispiel von Kindern mit Pierre-Robin- und Wiedemann-Beckwied-Syndrom. In: Neuromotorische Koordinationsstörungen und Auswirkungen auf die orofaziale Muskulatur / 9. Kongress für Myofunktionelle Therapie. Berndsen K. J. u. Berndsen S. (Hrsg.) Frankfurt am Main: Peter Lang 1991, S. 10-33.

Prävention von Saugproblemen
Das zu kurze Zungenband (Frenum linguae breve)

Wenn das Zungenband zu kurz ist, können beim Neugeborenen und beim Säugling Probleme beim Saugen auftreten. Ist das Zungenband (auch Zungenbändchen genannt) zu kurz, beschränkt dies die Zungenbeweglichkeit bei der Saugfunktion. Die Diagnostik des zu kurzen Zungenbandes wird von einer Still- und LaktationsberaterIn IBCLC (International Board Certified Lactation Consultant), speziell geschulten KinderärztIn, OralchirurgIn, Hebamme oder LogopädIn durchgeführt.

Frenum (Frenulum) linguae breve: lat. *Frenum/Frenulum* = Band, Bändchen. *Lingua* = Zunge, *breve* = kurz = zu kurzes Zungenband. Wenn das Zungenband zu kurz ist, können beim Neugeborenen und Säugling Probleme beim Saugen auftreten.
Die Zunge wird durch ein zu kurzes Zungenband in ihrer Beweglichkeit eingeschränkt, dadurch sind die erforderlichen Lernprozesse der Zunge behindert. Es können funktionelle Probleme beim Saugen, Schlucken, Kauen, Löffelfüttern und später bei der Artikulation entstehen. Auch Wachstum und Entwicklung des Gaumens, der Kiefer und der Zahnstellung können negativ beeinflusst werden.

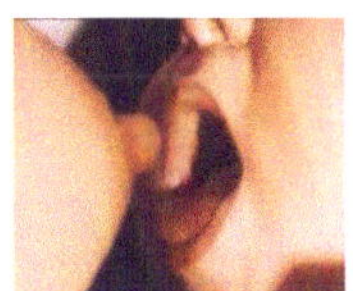

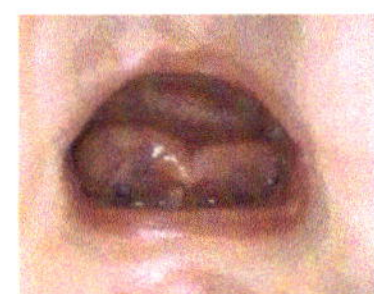

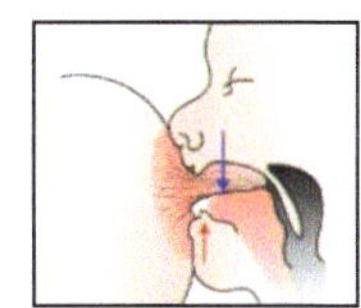

Abb.: 1 und 2: Zunge beim Saugen mit ausreichend langem Zungenband.

Abb.: 1 und 3
Quelle: Palmer B.
Abb.: 2 und 4
Quelle: Woolridge M.

Abb.: 3 und 4: Zunge beim Saugen mit zu kurzem Zungenband.

Beachte! Stillen ist die erste Wahl! Flaschenernährung mit Formulamilch ist für die Natur ein Notfallprogramm. Die Saugmuster sind nicht ident.
Damit der Säugling seine Muskulatur möglichst physiologisch einsetzen kann, soll der Ernährungssauger in Form und Funktion der Brust möglichst ähnlich sein.

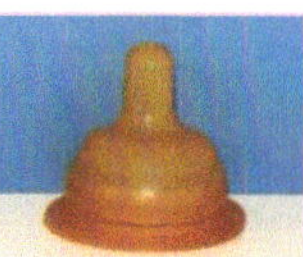

Woolridge M. The Anatomy of infant sucking. Midwifery 2/1986.
B. Palmer. https://brianpalmerdds.com/frenum (gibt es nicht mehr)
Guoth-Gumberger M., Karall D. Das zu kurze Zungenband. Laktation und Stillen 2/2016.
Guoth-Gumberger M., Karall D. Anhaltend spannend – das zu kurze Zungenband. Laktation und Stillen 1/2022.
https://electa.eu, https://stillen-institut.com
Infos zum Zungenband: https://stillunterstützung.de/shop
Ein interdisziplinäres Buch über orale Restriktionen ist in Arbeit und wird vermutlich 2023 im Quintessenz Verlag erscheinen. Herausgeberinnen: Anita Beckmann und Ulrike Uhlmann.
Info: DEFAGOR Deutsche Fachgesellschaft für Behandlung oraler Restriktionen e.V.
https://defagor.de
Facebook: Zungenband-Fachgruppe für Stillberaterinnen und Co.

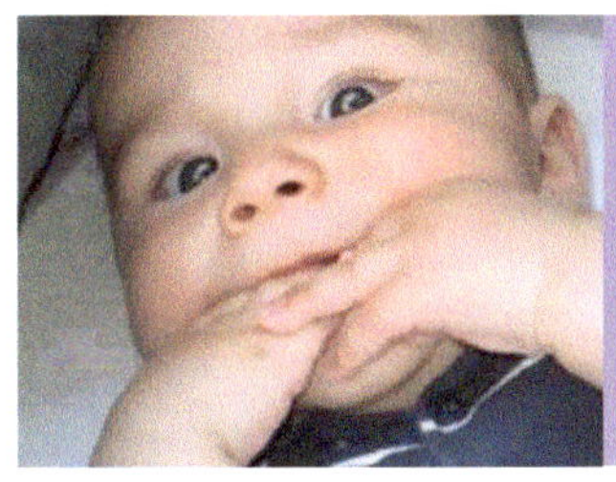

3. Das Bedürfnis, im und mit dem Mund zu explorieren

Die explorative Kompetenz des oralen Raums

Orales Explorieren ist wichtig

Hände und Mund und Augen arbeiten zusammen

Erkunden von Objekten des Alltags/der Umwelt
Wer? Was? Wie? Wo? Wie viel? Warum? Wozu?

Die explorative Kompetenz des oralen Raums

Der Haptikforscher **Grunwald** (2017) berichtet: *„Der Mund des Menschen nimmt in mehrfacher Hinsicht eine Superposition unter den beweglichen und tastsensiblen Teilen des Körpers ein. Ohne Mund und Zunge wären wir nicht in der Lage, zu essen, zu trinken und zu sprechen. Damit sind die offensichtlichsten Grundfunktionen beschrieben. Weniger beachtet wird die* ***explorative Kompetenz des oralen Raums.***

Für einen Säugling ist der Mund das Multifunktionswerkzeug schlechthin. Aufgrund der sehr hohen Dichte an tastsensiblen Rezeptoren und seiner Bewegungsmöglichkeiten eignet er sich hervorragend zur aktiven Erforschung der Umwelt und des eigenen Körpers: Mithilfe der Lippen, der Zunge und der Schleimhäute können noch die allerkleinsten Strukturunterschiede registriert werden.

Damit die oralen Erkundungen eines Säuglings erfolgreich sein können, ist ein koordiniertes Zusammenspiel zwischen Hand und Mund erforderlich. Das beinahe reflexhafte Führen der Hand zum Mund – mit allem, was sich in der Hand befindet – ist dafür eine entscheidende Voraussetzung." (S. 40)

Den Beginn der räumlichen Wahrnehmung im Mund beschreibt der Kieferorthopäde **Müßig** (1991): *„Mit 4 bis 6 Wochen beginnt der Säugling aus der Bauchlage heraus den Kopf zu heben und mittig zu halten. Hierdurch nimmt auch der Mundraum als Wahrnehmungsorgan mehr und mehr seine Anordnung in der Mittellinie ein. Das Erleben des umgebenden Raumes und das Erfassen von Räumlichkeit erfährt das Kind über Wahrnehmungen im Vergleich mit seinem eigenen zentralen Raum, den Mundraum.*
Ab dem 3. bis 4. Monat nimmt ein Säugling seine Hände, später auch seine Füße zum Mund. Peripherie und Körpermitte werden hierdurch erfahren und verglichen. Durch das Begreifen mit den Händen und das Betasten mit dem Mund werden Form, Gestalt und Größe von Gegenständen erprobt und getestet, woraus nach Piaget Schritt für Schritt das räumliche Wahrnehmungsvermögen entsteht." (S. 11)

Explorieren vom lat. *explorare* = erforschen, erkunden, entdecken.
Setzt beim Fötus bereits mit 10 Wochen ein. Dieser Forscherdrang ist uns angeboren.
Orales Explorieren (vom lat. *os* = der Mund) =
Mundexploration des Säuglings und Kleinkindes. Der Mund als Wahrnehmungsorgan.
Orales Erkunden setzt dann ein, wenn die oralen Reflexe/Reaktionen dem bewussten Gebrauch der Muskulatur weichen. Es dient der Entwicklung der Sensomotorik. Nach Dahan (1981) ist jeder funktionelle Ablauf in der Mundhöhle kombinierte Wahrnehmung und muskuläre Reaktion.
Das Kind untersucht die physikalischen Eigenschaften von Dingen. Beginn des Spielverhaltens.
Orales Erkunden: auch Mundeln (in der Schweiz) etwa ab dem 3. Lm.
Bis zum 8. Lm. dominierendes Spielverhalten, kommt nach dem 18. Lm. kaum mehr vor.
In der Mundexploration werden Körperteile und Objekte mit den Händen in den Mund geführt und durch unterschiedliche Bewegungen aller Mundbereiche mit allen Sinnen untersucht.

Grunwald M. Homo hapticus. Warum wir ohne Tastsinn nicht leben können. München: Drömer 2017.
Müßig D. Mund-Raum-Funktion. Zusammenhänge am Beispiel von Kindern mit Pierre-Robin- und Wiedemann-Beckwied-Syndrom. In: Neuromotorische Koordinationsstörungen und Auswirkungen auf die orofaziale Muskulatur / 9. Kongress für Myofunktionelle Therapie. Berndsen K.J. u. Berndsen S. (Hrsg.). Frankfurt am Main: Peter Lang 1991, S. 10-33.

Das Bedürfnis, im und mit dem Mund zu explorieren

Orales Explorieren ist wichtig

In der sogenannten oralen Phase hat das Baby das Bedürfnis, alles in den Mund zu stecken, was es zu fassen bekommt: Von der Hand in den Mund! Es will alles erkunden, Dinge, Körperteile und später auch die Nahrung. Für den Schweizer Logopäden Hans Sonderegger, mit dem mich viele Jahre der Zusammenarbeit verbanden, ist der Mund das Tor zum Gehirn. Orales Explorieren ist ein essenzielles Neugierdeverhalten, das auf Erkenntnisgewinn gerichtet ist. Alles, was im Mund landet, ist praktisch ein Forschungsobjekt. Es dient u.a. der sensorischen Entwicklung im Mundraum, der Hand-Mund-Koordination, der Augen-Hand-Mund-Koordination und der Entwicklung des Greifens. Dadurch sind Kinder ab etwa 6 Monaten in der Lage, Nahrung mit der Hand selbst zu ergreifen.

Beachte! Orales Erkunden ist zu fördern und soll nicht unterbunden werden. Auch der Daumen ist ein Körperteil! Das Baby soll aber auf keinen Fall an Kleinteiliges, Spitzes und Giftiges kommen. Handys oder Geräte mit Batterien sind nicht für die Mundexploration geeignet. Bleiben Sie in der Nähe des Kindes, wenn es exploriert!

Die Psychologin **Kiese-Himmel** (2007) beschreibt die Exploration: *„Zunächst weiß ein Kind noch nichts von den Dingen seiner Umgebung, doch Säuglinge explorieren beharrlich deren physikalische Merkmale und funktionale Eigenschaften, vor allem taktil-kinästhetisch. In der Neugeborenenphase dominieren Greifreflex- und Greifimpuls, doch schon dem Neugeborenen gelingt es, durch Variation ihres Handdrucks haptisch Informationen aufzunehmen. Solche senso-motorischen Erkenntniseinheiten werden im Gedächtnis präsentiert; erst viel später können darauf Wörter (als Bausteine begrifflichen Wissens) bezogen werden.*

Eigenheiten und Charakteristika von Objekten (Objektmerkmale) werden durch die Effekte von Handlungen entdeckt. Exploration ist ein zentrales Entwicklungsprinzip – eine für das junge Kind typische Form des aktiven Lernens. Die Exploration von Objekten durch Wahrnehmung und Handlung ist der Weg, der Säuglingen das Denken und den Gebrauch symbolischer Repräsentationen ebnet, die für den Bedeutung tragenden Spracherwerb unabdingbar sind. [...]

Die Fähigkeit, Objektmerkmale angemessen zu explorieren, wächst auf dem Hintergrund der Entwicklung, insbesondere der von Aufmerksamkeit und Feinmotorik. Im Alter von etwa 3 Monaten werden Objekte als abgrenzbar wahrgenommen, und ab einem Alter von 6 Monaten beginnt der Säugling Objekte wahrzunehmen. (S. 28)

Beachte! Nach einem Bericht der Medizinischen Universität Graz 2023 stecken Kinder bis zu drei Jahren alles in den Mund, um Mikroben für ihr Mikrobiom (mikrobielle Besiedlung des Körpers mit Viren, Bakterien, Hefe u.a., wichtig für das Immunsystem) zu sammeln.

Beachte! Obwohl die Entwicklungsphasen von Kindern nicht unbedingt einem festen Zeitplan folgen, kann man den Beginn der Phase des oralen Explorierens etwa um den 4. Monat angegeben und das Ende mit etwa 18-24 Monaten. Individuell können Kinder auch viel länger brauchen.

Homo HAPTICUS: lat. *homo* = der Mensch, **haptisch:** vom griech. *haptos* = den Tastsinn betreffend, auf ihm beruhend, greifbar, zu greifen. Homo hapticus = der greifende Mensch.
Als haptische Wahrnehmung bezeichnet man das tastende „Begreifen" im Wortsinn, also die Wahrnehmung durch aktive Erkundung im Unterschied zur passiven taktilen Wahrnehmung.

Kiese-Himmel C. Die Bedeutung der taktil-kinästhetischen Sinnesmodlität für die Sprachentwicklung. In: Forum Logopädie, Heft 3 (21). Mai 2007, S. 26-29.

Das Bedürfnis, im und mit dem Mund zu explorieren

Hände und Mund und Augen arbeiten Zusammen

Largo (2018):*„Der Säugling nimmt seine Fingerchen nicht nur in den Mund, wenn er Hunger hat. […] Der Säugling nimmt die Hände aber auch in den Mund, um sie kennenzulernen. Er befühlt die Finger mit seinen Lippen und seiner Zunge. Er spürt, wie sie sich anfühlen, wenn er sie bewegt. Mit 4 bis 5 Monaten beginnt das Kind Gegenstände zu ergreifen. Sie werden von ihm sofort in den Mund geführt. Der Mund ist das erste Wahrnehmungsorgan, mit dem es Gegenstände erkundet."* (S. 288/289)

Spiel mit den Händen

Vorläufer des Greifens nach R. Largo

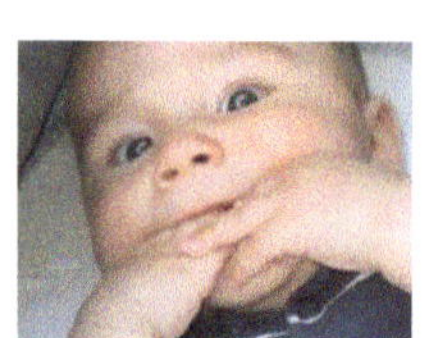

1. Hände in den Mund nehmen (Hand-Mund-Koordination)
Kind steckt die Hände in den Mund.
Ab der Geburt 3 Monate intensiv, dann abnehmend bis 6. Lm.

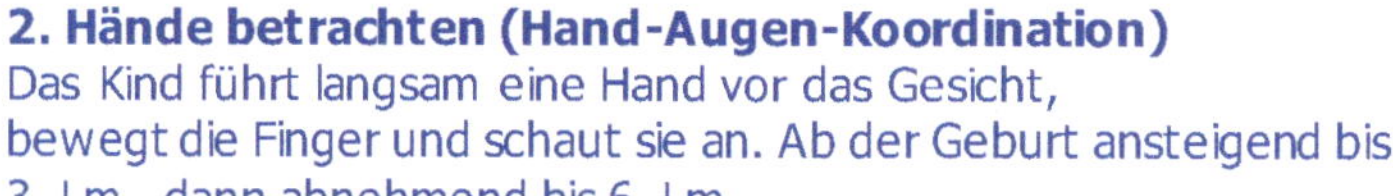

2. Hände betrachten (Hand-Augen-Koordination)
Das Kind führt langsam eine Hand vor das Gesicht,
bewegt die Finger und schaut sie an. Ab der Geburt ansteigend bis 3. Lm., dann abnehmend bis 6. Lm.

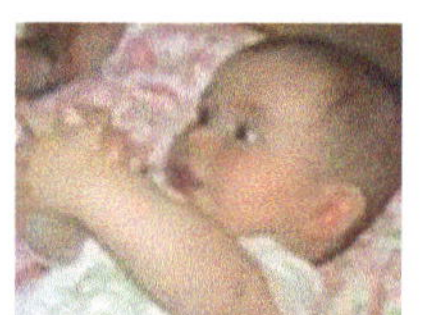

3. Hände betasten (Hand-Hand-Koordination)
Das Kind bringt die Hände zusammen,
Finger berühren sich gegenseitig.
Ab 2. Lm., ansteigend bis 4. Lm., abnehmend bis 6. Lm.

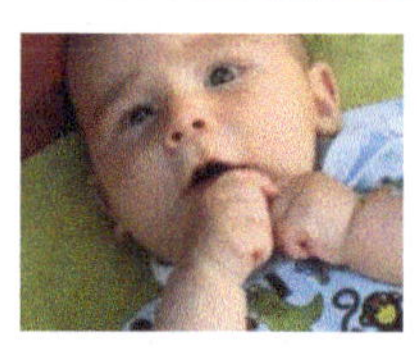

Spiel mit den Händen dient als Vorbereitung auf das Greifen, das mit 4 bis 5 Monaten einsetzt. Die Entwicklung des Greifens ist weitgehend ein ein biologischer Reifungsprozess.

2. Entwicklung des Greifverhaltens im 1. Lebensjahr nach R. Largo

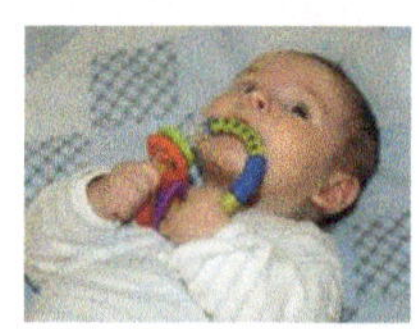

Beidhändiges palmares Greifen
Das Kind ergreift Gegenstände mit beiden Händen, alle Finger werden dabei gebeugt. Ab 4. Lm. bis 7. Lm. (10)

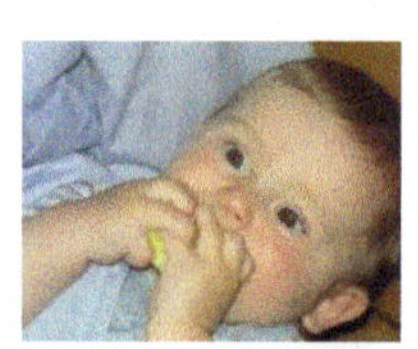

Einhändiges palmares Greifen
Das Kind ergreift den Gegenstand mit einer Hand. Alle Finger machen die Beugebewegung mit. Ab 7. Lm.

Scherengriff
Das Kind ergreift den Gegenstand mit der Basis von Daumen und Zeigefinger. 7. bis 10. Lm.

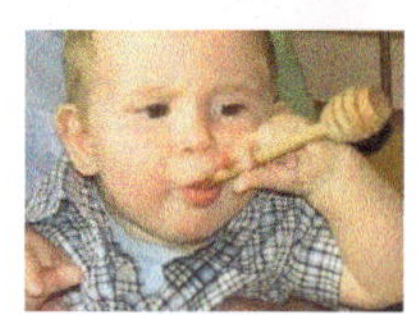

Pinzettengriff
Das Kind ergreift den Gegenstand mit den Fingerkuppen von Daumen und Zeigefinger. Ab 9. Lm.

Grunwald M. Homo hapticus. Warum wir ohne Tastsinn nicht leben können. München: Drömer 2017.
Largo R. H. Babyjahre. Entwicklung und Erziehung in den ersten vier Jahren. München: Piper 2018.
Kienz F., Holz S., Largo. R. H. DVD: Mund Hände und Augen entdecken die Welt. Erkundungsverhalten in den ersten zwei Lebensjahren. Universitäts-Kinderklinik Zürich, Abteilung Wachstum und Entwicklung 1999.

Erkunden von Objekten des Alltags/der Umwelt
Wer? Was? Wie? Wo? Wie viel? Warum? Wozu?

Etwa vom 4. bis zum 10. Lebensmonat, oder auch länger, untersucht und kategorisiert der Mund Eigenschaften und Funktionen der Dinge. Am besten eignen sich Objekte des Alltags wie Schlüsselbund, Gegenstände aus der Küche, aus der Natur.....

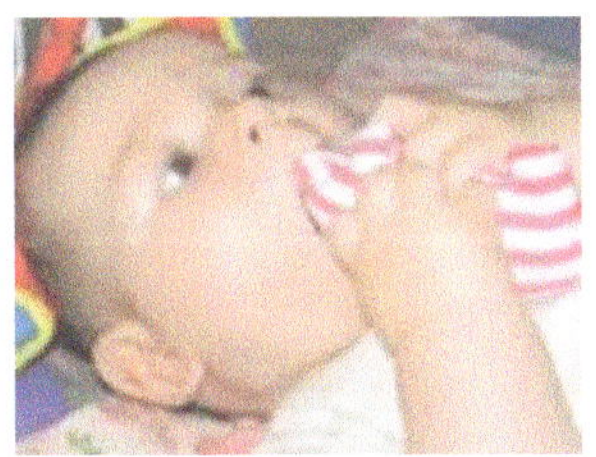
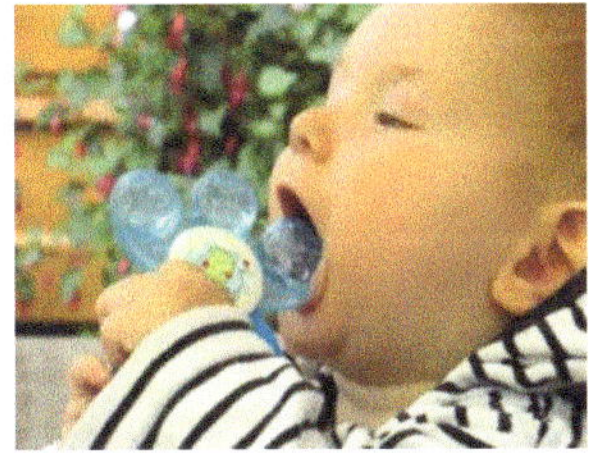
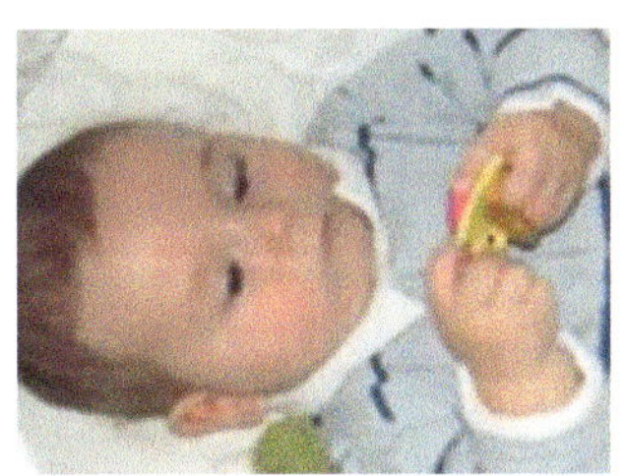
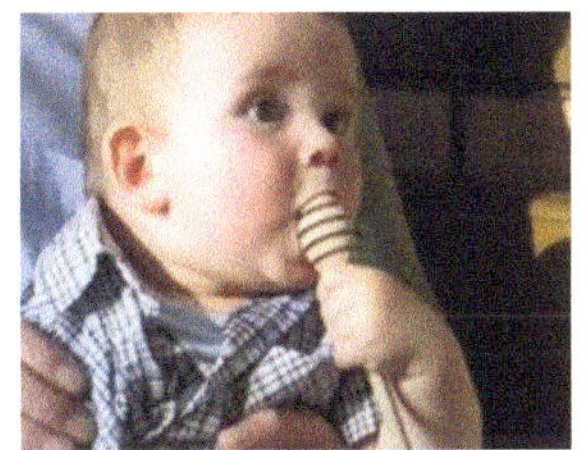
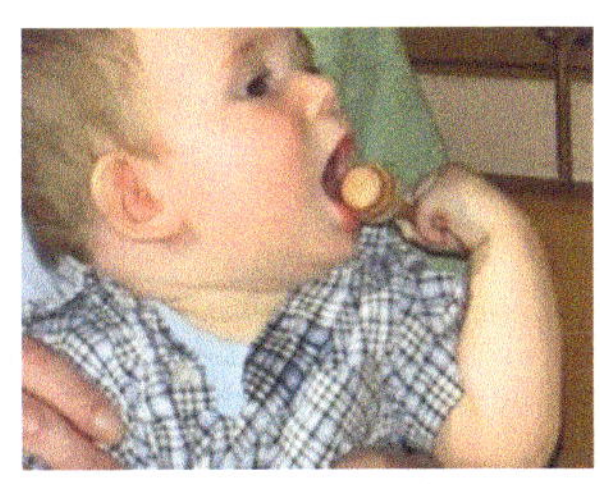
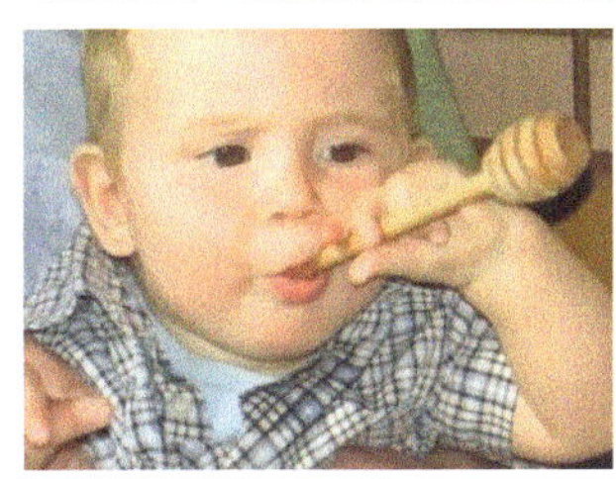
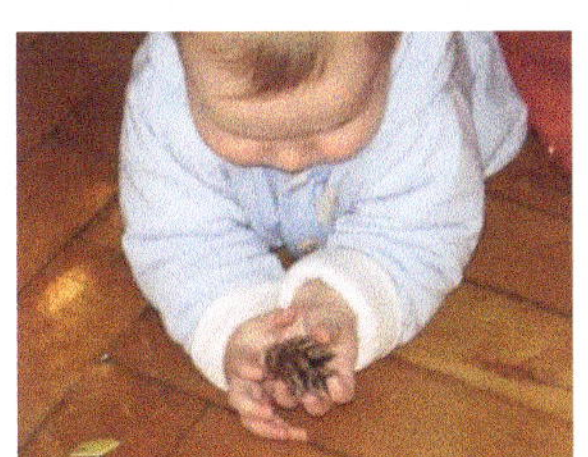
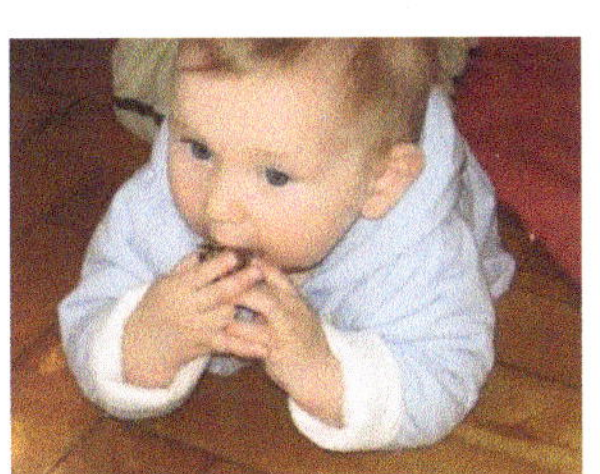
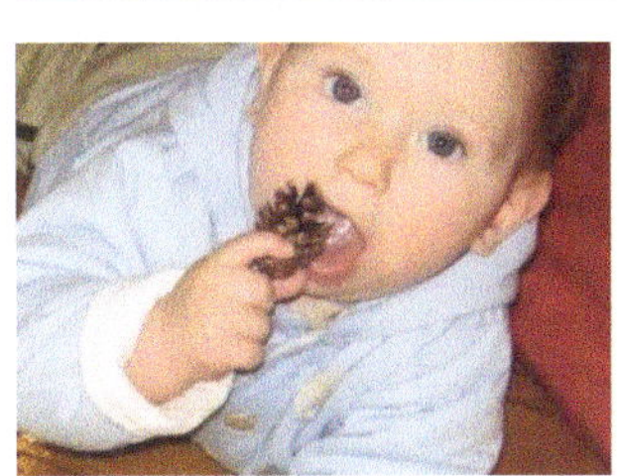
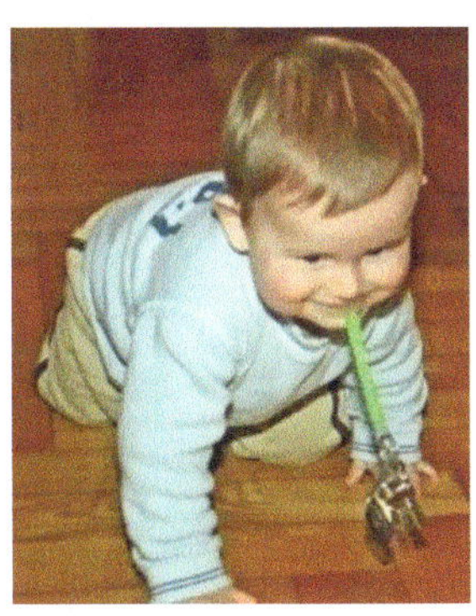

Affolter (1987): "*In der Mundexploration werden die verschiedenartigsten Gegenstände in den Mund geführt und durch mannigfache Bewegungen der verschiedenen Mundbereiche untersucht: z.B. durch Beißen auf den Gegenstand mittels Kieferbewegungen, durch Saugen und Drehen des Gegenstandes mit der Zunge, durch Festhalten mit den Lippen und durch Schlecken wiederum mit der Zunge. Oft versucht das Kind, den ganzen Gegenstand in den Mund zu bringen – dabei ist erstaunlich, wie groß der Mund eines Säuglings sein kann. Er scheint, von einem Ohr bis zum anderen zu reichen.*"(S. 31)

Abb.: Der Mund wird hier als dritte Hand benützt, um einen Gegenstand zu transportieren.

Affolter F. Wahrnehmung, Wirklichkeit und Sprache. Hg. Schulte K. und Katein W. Villingen-Schwenningen: Neckar Verlag 1987.

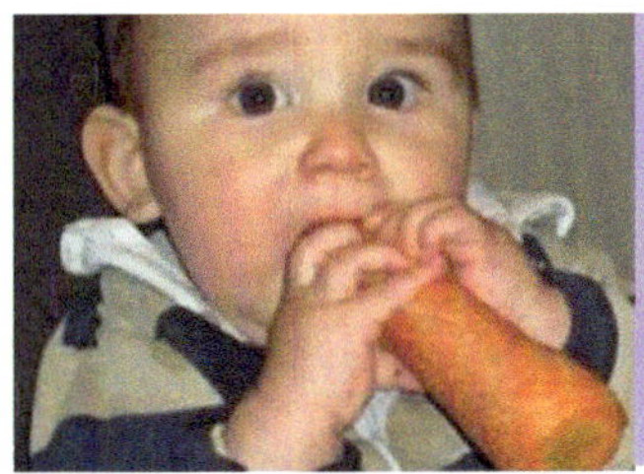

4. Das Bedürfnis zu beißen und zu kauen

Das vergessene Bedürfnis

Schrittweise Entwicklung des Kau-Schluckmusters

Das Nahrungsangebot: Oraler Stimulus zur Entwicklung des Kau-Schluckmusters

Zähne und Zunge im Funktionsraum

Beikost - Reifezeichen

Beikost ist nicht Breikost

Das vergessene Bedürfnis

Der Kieferorthopäde **Rose** (2003) berichtet, dass im Tierversuch gezeigt wurde, dass es bei einem Angebot verschiedener Nahrungsmittel unterschiedlicher Konsistenz zu einer Vermeidungsreaktion der kauintensiveren Lebensmittel kommt. Bei der Verwendung von harten Lebensmitteln kommt es nämlich zu einer größeren Anstrengung aufgrund der größeren Kauleistung.

Er weist darauf hin, dass *„Im Zeitalter des ‚Fast- und Designer-Food' der westlichen Industrieländer raffinierte und exotisch aufbereitete Lebensmittel jederzeit und allerorts verfügbar werden. Die Weiterverarbeitung der Nahrungsmittel führt zu einer Abnahme der Konsistenz der Nahrung. Gleichzeitig nehmen skelettale und dentale Anomalien im Bereich des Gesichtsschädels zu, die häufig aufwändig und für den Patienten belastend kieferorthopädisch behandelt werden müssen."* (S. 1)

Rose (2003): *„Zu welchem Zeitpunkt der Entwicklung im Sinne einer prophylaktischen Anwendung einer Kontrolle der Nahrungskonsistenz verstärkt Beachtung geschenkt werden sollte, ist derzeit wissenschaftlich nicht völlig geklärt. Beim Menschen findet der Zahndurchbruch im Alter von etwa sieben Monaten [...] statt. Das Wachstum und auch der Zahndurchbruch erfolgen nicht kontinuierlich, sondern in Schüben.* ***Aus kieferorthopädischer Sicht wird die Umstellung der Nahrung von weicher auf feste Kost mit der Einstellung der ersten Milchmolaren mit etwa 12 bis 14 Monaten empfohlen."*** (S. 4). Er räumt aber ein, dass ein früherer prophylaktischer Einsatz von fester Nahrung besser wäre.

Nach **Rose** (2003) nehmen bei Anstieg der Konsistenz der Nahrung besonders laterale und Vorschubbewegungen des Unterkiefers zu. Ausschließlich breiartige und pürierte Nahrung fördert dagegen Fehlfunktionen des Kauens, wie **Knak** (2004) informiert: *„Weiche Nahrung fördert die Entwicklung des Säuglings zum ‚Temporaliskauer' mit Neigung zur Distal- und Tiefbissentwicklung. Festere Nahrung fördert die Entwicklung zum ‚Masseterkauer'. Die Gebissentwicklung wird hier durch eine starke funktionelle Belastung der Kieferknochen positiv beeinflusst. Dies führt zu einer festeren physiologischen Knochenstruktur."* (S. 6)

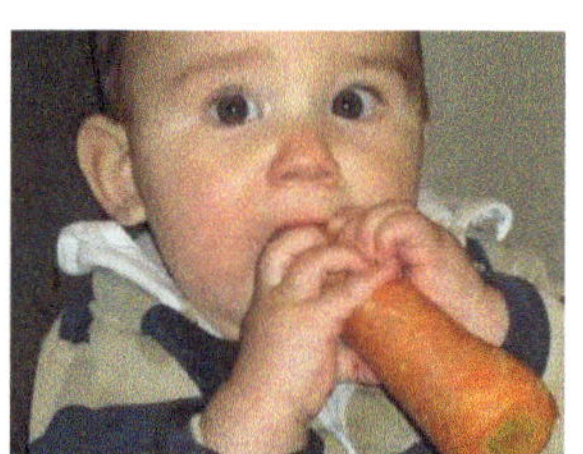

Abb.: Rose: *„Harte Nahrung ist gesund für den Körper, putzt die Zähne und beugt Zahnfehlstellungen vor."* (S. 4)

Dysgnathie: griech. *dys* = abweichend und *gnathos* = Kiefer. Fehlentwicklung, betreffend die Zahnstellung, Verzahnung, Kieferform, Lage der Kiefer zueinander etc.
Stomatognathes System: griech. *stoma* = Mund und *gnathos* = Kiefer. Es wird als eine funktionelle Einheit betrachtet, die der Nahrungsaufnahme und dem Sprechen dient. In der Zahnheilkunde gebräuchlich.
Die Bezeichnung **Orofaziales System** (lat. *os.* = Mund und *facies* = Gesicht) entspricht der Beschreibung des stomatognathen Systems, betont jedoch den muskulären Aspekt und ist in der Logopädie/MFT gebräuchlich. Das Arbeitsfeld der Logopädie sind die Weichteile.

Knak S. Praxisleitfaden Kieferorthopädie. München: Elsevier/Urban & Fischer 2004.
Rose E.C. Der Einfluss der Konsistenz der Nahrung auf die dentofaziale Entwicklung. In: Zahnärztliche Mitteilungen 93/2003. Fortbildungsteil 2. S. 1-6.

Schrittweise Entwicklung des Kau-Schluckmusters

Explorieren von Objekten mit dem Mund und mit den Händen bereitet die Aufnahme von unterschiedlichen Nahrungsmitteln vor. Die Zähne brechen etwa um den 6./7. Lm. durch und wollen eingesetzt werden. Der Durchbruch der Schneidezähne ermöglicht neue Tasterfahrungen mit den Zähnen, deshalb wird auch von einer sensorischen Funktion der Milchzähne gesprochen.

Die Auseinandersetzung mit den Essmaterialien in der „Mundwerkstatt" ist intensives Lernen. Unterschiedliche Geschmäcker, Bissgrößen, Formen, Konsistenz, Temperaturen, Weiches, Hartes – alles will von den Lippen, der Zunge, den Zähnen, dem ganzen Mundraum ertastet, erkundet, erkannt und kategorisiert werden. Bei der Nahrungsaufnahme werden sensitive Systeme aktiviert: das taktil-kinästhetische, das vestibuläre, das propriozeptive, sowie der Geschmacks- und Geruchssinn. Der Mundraum ist die Werkstatt für die Aufbereitung der Nahrung für den Körper und gleichzeitig bringt die genussvolle Nahrungsaufnahme Erkenntnisgewinn für das Kind (= brainfood).

Patti & d´Arc (2007): *„Der Schluckvorgang verändert sich von der frühen Kindheit bis zum adulten (= somatischen) Schlucken schrittweise, wenn*

- *die Zähne durchbrechen,*
- *die Zunge sich in Relation zur Mundhöhle verkleinert ,*
  (die Zunge wächst weniger stark als die meisten anderen orofazialen Strukturen),
- *das neuromuskuläre System reift,*
- *die Kinder allmählich festere Nahrung zu sich nehmen.*

Die komplette Umstellung vom infantilen zum adulten Schluckvorgang dauert zwischen 8 und 16 Monaten (= Mischschluckphase). *Nach Erreichen des vierten Lebensjahres sollten die Kinder das somatische Schluckmuster übernommen haben, besteht das frühkindliche Schluckmuster weiter, wird es als pathologisch angesehen."* (S. 29, 30)

Beachte! Nach meinen persönlichen Beobachtungen können ausreichend gestillte Kinder, die keinen Schnuller gewohnt sind und zeitgerecht halbfeste und feste Nahrung angeboten bekommen, das Kau-Schlucken schon sehr früh anwenden. Auch ohne obere Schneidezähne besteht dann keine Interdentalität der Zunge. Sie bleibt am Gaumen und ist nicht an den oberen Schneidezähnen abgestützt.

Schaut man gängige und auch offizielle Empfehlungen zur Beikosteinführung durch, ist die breiige Konsistenz für alle Lebensmittel bis zum Ende des 1. Lebensjahres empfohlen, entweder selbst oder industriell hergestellt. Betrachtet man auch die Kinderbilder, die zeigen sollen, wie der gefütterte Brei dem Kind schmeckt, dann sieht man häufig ein Kind, das sein antrainiertes „Hände hoch!" macht, um das Bedürfnis mit den Händen zuzugreifen zu unterdrücken.

Beachte! Die vielfältigen und rasch ablaufenden Veränderungen im Mund machen das orofaziale System sehr störungsanfällig. Exogene Einflüsse über lange Zeit wie intensive Nuckelgewohnheiten aller Art sowie alleinige Kost in breiiger Form können physiologisches Wachsen behindern.

Grabowski R., Hinz R., Stahl F. Das kieferorthopädische Risikokind. Gebissentwicklung und Funktionsstörungen – KFO-Prävention und Frühbehandlung. Herne: Zahnärztlicher Fachverlag 2009.
Patti A. & d´Arc G.P. Kieferorthopädische Frühbehandlung. Berlin: Quintessenzverlag 2007.
Rose E.C. Der Einfluss der Konsistenz der Nahrung auf die dentofaziale Entwicklung.
In: Zahnärztliche Mitteilungen 93/2003. Fortbildungsteil 2. S. 1-6.

Das Nahrungsangebot: Oraler Stimulus zur Entwicklung des Kau-Schluckmusters

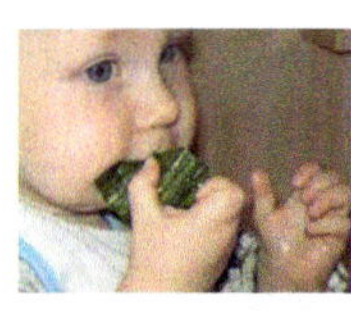
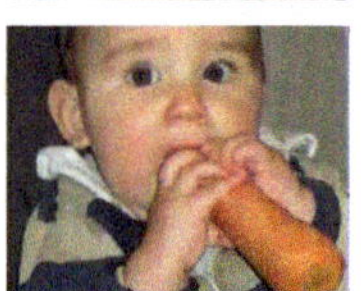
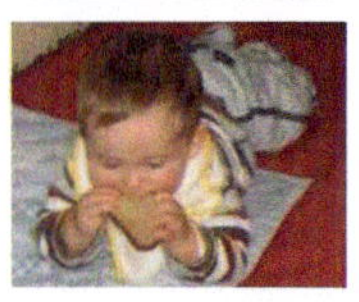
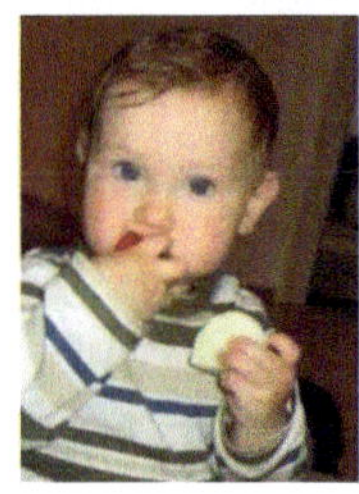

- Ungefähr sechs Monate oder auch länger ist das Baby ein Säugling, ernährt sich nur durch das Saugen von Milch und braucht keine Zähne. Es saugt mit dem bewussten, non reflektiven Saug-Schluckmuster.
- Unter dem Einfluss von Wachstums-, Entwicklungs- und Reifungsvorgängen, auch zusammenhängend mit der ganzkörperlichen Entwicklung wird die Entwicklung des Kauens angeregt.
- Damit sich das reife Kau-Schluckmuster entwickeln kann, braucht es als wesentlichen Einfluss kauanregende Stimuli, die mit der Nahrung angeboten werden.
- Schon beim Explorieren werden Lippen, Kauleisten und Zähne zum Tasten, Festhalten, Nagen und Beißen von Spielzeug etc. verwendet.
- Unterschiedlich feste Nahrungsstücke stimulieren Zunge und Kaumuskulatur und Kiefer zum rotatorischen Kauen.
- Die Zunge übt Seitwärtsbewegungen aus, die sie zum Kauen braucht, um die Nahrung zwischen den Zahnreihen zu halten.

Beim Beißen und Kauen lernen die Zähne, sich innerhalb der Zahnreihen einzugliedern und über die Aktivität von Ober- und Unterkiefer wie Zahnräder zueinander zu ordnen = sich passend zu verzahnen = Die Okklusion/Biss entwickelt sich.
Dieser Zeitraum der vielfältigen Veränderungen ist sehr störungsanfällig.

Beachte! Je klarer die Informationen durch geeignete Stimuli sind, desto leichter können Entwicklung und Reifung geschehen. Fremdkörper wie Schnuller & Co. und alleinige und lange Breinahrung können das Reifen zum reifen Kau-Schluckmuster verzögern oder behindern.

Beachte! Ernährungsempfehlungen, die bis zum 12. Lebensmonat fast ausschließlich Brei und pürierte Nahrung vorsehen, können die konsequente Vorbereitung dafür sein, dass feste Lebensmittel eher vermieden werden. Da Brei und pürierte Nahrung sowie persistierende Lutschgewohnheiten eher das infantile Schluckmuster fördern, wird die Reifung zum somatischen Schlucken verzögert oder auch verhindert. Darauf verweist Rolf Fränkel.

Von **Fränkel R.** (1984) wird der Entwicklungszeitraum vom reflexiven Saug-Schlucken zum reifen Kau-Schluckmuster *„als die kritischste Entwicklungsperiode im orofazialen Bereich gewertet und sie hat für das Zustandekommen regelrechter Beziehungen zwischen Form und Funktion ausschlaggebende Bedeutung."* (S. 39)
Werden Kinder mit orofazialen Dysfunktionen zur Myofunktionellen Therapie zugewiesen, kann z.B. festgestellt werden, dass die Zungenposition in Ruhe und das inter/addentale Schluckmuster darauf hindeuten, dass orofaziale Entwicklung ausgeblieben ist. Dazu kommt erschwerend oder auch auslösend sehr häufig eine offene Mundhaltung, die jedoch nicht immer diagnostiziert wird.

Fränkel R. Technik u. Handhabung der Funktionsregler. Berlin: Verlag Volk & Ges. 1984.

Zähne und Zunge im Funktionsraum

Müßig (1991) beschreibt die Zähne in ihrer Beziehung zum Funktionsraum anschaulich: *„Nicht nur für Eltern bedeutet der Durchbruch des ersten Zahnes als Entwicklungsschritt ein besonderes Ereignis, sondern er bringt auch große Veränderungen für die Funktionsentwicklung des Mundes mit sich. Die durchbrechenden unteren Milchschneidezähne schieben sich trennend zwischen Unterlippe und Zungenspitze, wodurch der M. Orbicularis oris* [die Lippen] *seine Funktion als Ringmuskel aufzunehmen beginnt. Mit dem Durchbruch der oberen Schneidezähne kommen antagonistische Zahnbeziehungen zustande und das Kind beginnt mit mahlenden Unterkieferbewegungen, wobei es die Lippe immer häufiger geschlossen hält. Erst der Durchbruch der Milchmolaren bringt dann auch einen erheblichen vertikalen Raumgewinn mit sich, aufgrund dessen die Zunge sich nach hinten oben orientieren und ihre Beweglichkeit trainieren kann. Jetzt differenziertere Zungenbewegungen zu erlernen nach oben und zur Seite, schafft die Voraussetzung dafür, dass die Zunge später zum Transport des Speisebolus beim Kauakt fähig wird. Die Bewegungsmuster der Zunge und des Unterkiefers beim Kauen unterscheiden sich nun auch ganz wesentlich von denen des Saugens. Beim Saugen handelt es sich um vertikale Bewegungen in der Meridian-Sagittal-Ebene* [Auf-Ab-Bewegungen]. *Das Kauen hingegen stellt rotatorische, von der Median-Ebene nach lateral wegführende rhythmische Bewegungen dar.* [...]

Auch für die Anbahnung der Sprachartikulation ist der Durchbruch der Milchzähne und der damit verbundenen Entwicklung des Alveolarfortsatzes von besonders großer Bedeutung. Erst durch das Auseinanderrücken von Ober- und Unterkieferbasis entsteht der für die Artikulation notwendige Zungenfreiraum. Da außerdem eine Vielzahl von Lauten durch die Anlagerung der Zunge an den Alveolarfortsatz gebildet wird, ist eine exakte Artikulation stets auch an das Vorhandensein von Zähnen gebunden.

Dieses Erlangen feinmotorischer Unterkieferbewegungen durch die Kaumuskulatur steht in engem Zusammenhang mit der Übernahme der neuronalen Kontrolle der Unterkieferposition beim Schluckakt. M. Buccinator und mimische Muskulatur, aber auch die Zunge, erfahren durch die Zähne eine Wandlung ihrer Funktion beim Schluckakt, die auf zentraler, neuronaler Ebene stattfindet."(S. 19/20)

Grabowski (2009) gibt die entscheidende Phase des Zahndurchbruchs folgendermaßen wieder: *„Mit dem Durchbruch der Schneidezähne im Unterkiefer schieben sich diese trennend zwischen Zunge und Unterlippe. Die frühkindliche Funktionseinheit geht verloren. Die Zungenspitze orientiert sich in ihrer Ruheposition nun nach oben in die Gegend der Papilla incisiva* [mittige Papille am Gaumen hinter den Schneidezähnen]. *Den wachstumsbedingt gewonnenen Raum kann die Zunge jetzt für ihre eigenständigen Bewegungsabläufe nutzen. Auch der Unterkiefer ist jetzt in der Lage, seine feinmotorische Eigenbewegung zu entwickeln.*" (S. 17)

Grabowski R., Hinz R., Stahl F. Das kieferorthopädische Risikokind. Gebissentwicklung und Funktionsstörungen – KFO-Prävention und Frühbehandlung. Herne: Zahnärztl. Fachverlag 2009.
Müßig D. Mund-Raum-Funktion. Zusammenhänge am Beispiel von Kindern mit Pierre-Robin- und Wiedemann-Beckwied-Syndrom. In: Neuromotorische Koordinationsstörungen und Auswirkungen auf die orofaziale Muskulatur / 9. Kongress für Myofunktionelle Therapie. Berndsen K.J. u. Berndsen S. (Hrsg.). Frankfurt am Main: Peter Lang. 1991, S. 10-33.

Beikost - Reifezeichen

Grundsätzliche Empfehlung der WHO: ausschließliches Stillen in den ersten 6 Monaten, gefolgt von der Einführung der Beikost, während das Stillen fortgesetzt wird. Weiters empfiehlt die WHO häufiges Stillen nach Bedarf, mindestens bis zum Alter von zwei Jahren und darüber hinaus, solang es Mutter und Kind wollen.

Die meisten Babys sind zwischen 6. und 8. Monat so weit, dass sie Nahrungsstücke mit den Händen und später mit den Fingern ergreifen können. Bereits beim oralen Explorieren wurden Erfahrungen mit der Hand-Mund-Augen-Koordination gesammelt. Das Aufnehmen und zum Mund Führen der Nahrungsstücke ist ein reiches Lernfeld für die Entwicklung des Greifens.

Beikost-Reifezeichen nach dem Blog „breifreibaby": Das Kind

- verfolgt interessiert das Geschehen am Esstisch
- kann seinen Kopf selbständig halten
- kann am Schoß oder Stuhl aufrecht sitzen
- imitiert Kaubewegungen, schmatzt
- schaut nach dem Essen und versucht, danach zu greifen
- beobachtet, wie das Essen zum Mund geführt wird

Der Zeitpunkt der Reifezeichen ist bei jedem Kind unterschiedlich.

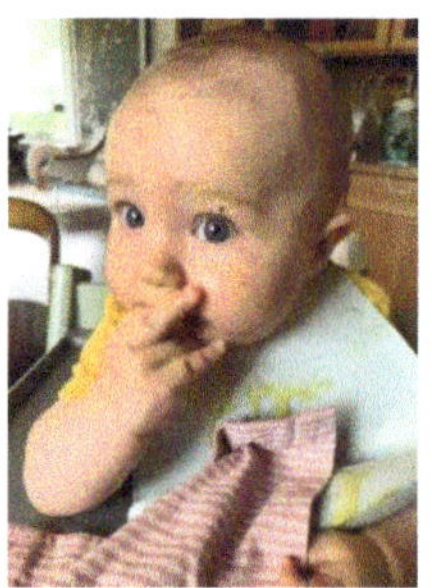
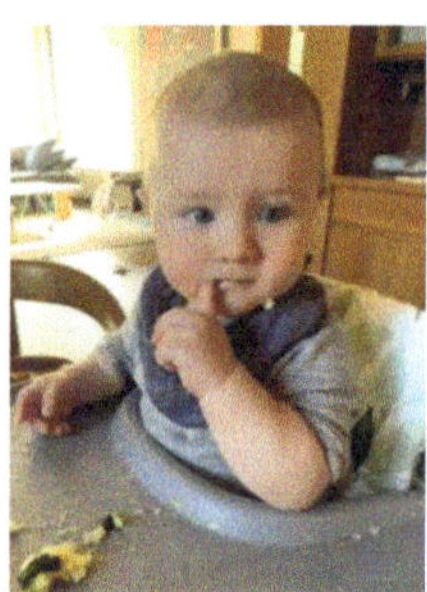
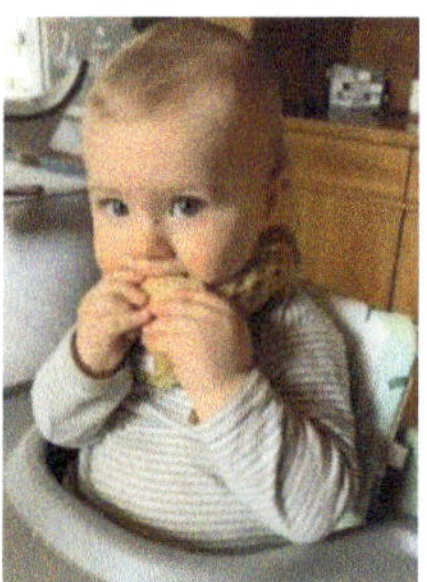

Abb.: Otto (7, 9, 11 Monate) beginnt selbst zu essen. Quelle: V. Gutmann

Braucht das Kind Zähne zum Beißen und Kauen?

Auch wenn das Kind nur zwei kleine Mäusezähnchen im Unterkiefer hat oder diese erst am Durchbrechen sind, haben Kinder viel Kraft im Kiefer und können unter Zuhilfenahme der Zunge Nahrungsstücke gut zerkleinern. Das Kind bekommt anfangs Weiches, Gekochtes oder Gedämpftes. Die Tätigkeit des Zerkleinerns und Kauens und die dabei nötigen rotatorischen Bewegungen des Unterkiefers sind geeignete Vorgänge, damit sich die Zähne von Ober- und Unterkiefer von Anfang an für einen guten Biss begegnen und ordnen können.

Beachte! Von großer Bedeutung ist, dass bereits die Kieferleisten, die durchbrechenden Zähne und auch die Zunge adäquate Stimuli (z.B. Brotrinden) zum Tasten und Herumkauen und später zum Abbeißen und Kauen bekommen, um die Zungen- Wangenmuskulatur anzuregen.
Das Kind dabei nicht alleine lassen!

Beachte! Ein Beenden aller Lutschgewohnheiten in dieser Zeit ist sinnvoll! Kauen statt Lutschen!

Das Bedürfnis zu beißen und zu kauen

Beikost ist nicht Breikost

Beachte! Dieses Buch ist der Tätigkeit der Nahrungsaufnahme gewidmet: es geht um die Konsistenz der Nahrung und die Muskelfunktion bei der Nahrungsaufnahme und die Bedeutung der Hände. Es geht nicht um die Ernährung.

Kinder im Kindergarten- und Volksschulalter, die mit der Diagnose *„myofunktionelle Störung/orofaziale Dyskinesie/Zungendyskinesie etc.*" in die logopädische Praxis kommen, weisen manchmal orofaziale Störungen auf, deren Ursache möglicherweise im einseitigen Nahrungsangebot von Brei und pürierter Kost liegen kann. Sie haben zum Beispiel eine Abneigung gegen Nahrungsmittel, die gekaut werden müssen und wollen nur Nahrung, die leicht hinunter rutscht, wie Pudding und Spaghetti. Wichtig ist den Kindern dann auch noch, dass pürierte Kost auf keinen Fall körnig ist.

Hier kann eine Störung der Sensibilität im Mundbereich vorliegen, oder eine Verarmung der oralen Wahrnehmung. Die Entwicklung der sensomotorischen Wahrnehmung kann durch verhindertes Explorieren, ausgedehntes Lutschen, prolongiertes Flaschennuckeln und ausschließliche pürierte Kost und Breie gehemmt werden. Man kann dies auch einen „erlernten Nichtgebrauch durch fehlendes Reizangebot" nennen.

Für eine Differenzialdiagnostik ist eine Anamnese der Nahrungsaufnahme und der Ernährung notwendig, um adäquate Therapiemaßnahmen auszuwählen.

Beachte! Brei und pürierte Nahrung als einseitige Kost über einen langen Zeitraum halten den Saug-Schluckvorgang aufrecht, weil Brei der flüssigen Nahrung in der Konsistenz sehr ähnlich ist. Dadurch kann die Entwicklung der komplexeren, sensomotorisch koordinierten Bewegungsmuster Abbeißen, Kauen und Schlucken erschwert bzw. verzögert werden.
Beachte! Sobald die Zähne kommen, wollen diese gebraucht werden!

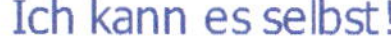

Ich kann es selbst!

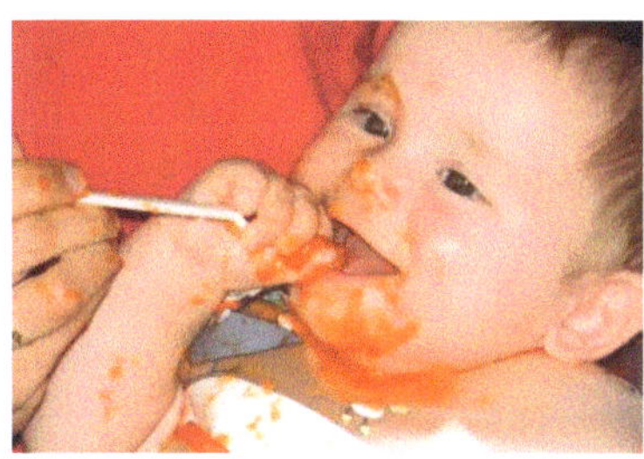

Kevin Boyd, Zahnarzt aus den USA, erwähnte in seinem Vortrag (Rom 2018), dass Babys zu dem Zeitpunkt, an dem sie in der Lage sind, Nahrung selbst zu ergreifen und in den Mund zu stecken, der Würgreflex bereits weiter nach hinten gewandert sei.

Boyd K. am Kongress der Academy of Applied Myofuctional Sciences (AAMS) 5.-10.9.2018 in Rom.
Rapley G. & Murkett T.: Baby-led Weaning, das Grundlagenbuch. Der stressfreie Beikostweg, München: Kösel: 2013. Deutscher BLW Blog https://baby-led weaning.de
Rose E. M. Der Einfluss der Konsistenz der Nahrung auf die dentofaziale Entwicklung. In: Zahnärztliche Mitteilungen/zm 93, 22/2003. Fortbildungsteil 2. S. 1-6.

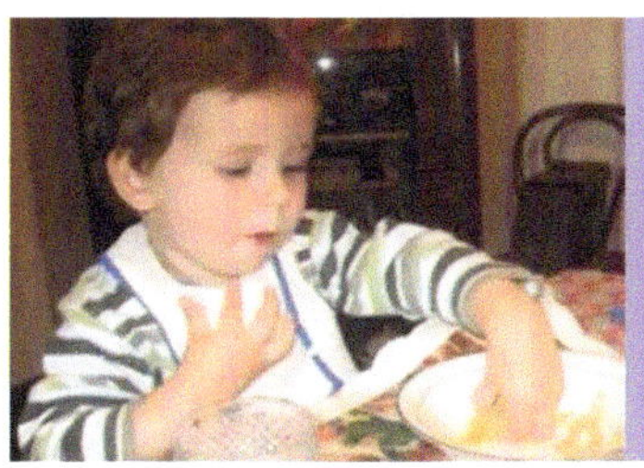

5. Das Bedürfnis, mit den Händen selbst zu essen

Selbstessen versus gefüttert zu werden

Ein entwicklungsgerechter Ansatz:
Baby-led Weaning

Nahrung für Kopf und Bauch

Der Forschergeist will Probleme lösen

Werkzeuggebrauch entwickelt sich

Fördert Essen ohne Unterstützung zu Beginn der Beikostperiode einen früheren Sprachbeginn?

Selbstessen versus gefüttert zu werden

Zwei prominente Kinderärzte erklären eindringlich, warum es wichtig ist, dass gesunde Kinder beim Essen keine Unterstützung brauchen: sie wollen selbstwirksam sein!

Carlos Gonzáles (2003)

*„**Ich würde keinem Kind Brei oder pürierte Nahrung geben.** Es bringt nichts. Denn bei der Beikost geht es weniger um die Ernährung als ums Lernen. Wenn ein Kind sich eine einzige Nudel allein zum Mund führt, ist es auf dem richtigen Weg, auch wenn es die Nudel nur lutscht und sie dann ausspuckt. Mit der Zeit wird es sie runterschlucken, und dann vielleicht zwei oder drei.*

Ein Kind, das einen ganzen Teller Brei ist, während wir es austricksen, lernt nichts. Weder, das Essen selbst zu sich zu nehmen, noch es zu kauen, und es erfährt auch nicht die unterschiedlichen Geschmacksrichtungen und Konsistenz der Nahrungsmittel.

Es lernt nicht zu entscheiden, was es mag und was nicht. Und so sehen wir Zwei- und Dreijährige, die noch nie eine ganze Nudel oder Erbse gegessen haben, und noch immer Püriertes brauchen."

Herbert Renz-Polster (2014)
Vorwort zu L. Stern und Eva Nagy: Einmal breifrei, bitte.

Heute bekommt man manchmal den Eindruck, das Essen kleiner Kinder bestehe darin, dass sie brav den Mund aufmachen und eine bestimmte Menge speziell für Babys gefertigter Spezialkost in einer vom Hersteller auf dem Etikett vermerkten Menge erhalten.
Diese passive Form der Nahrungsaufnahme widerspricht allem, was wir heute über kleine Kinder wissen: dass sie nämlich ihren Alltag, ihre Beziehungen und ihre Erkundungen mitgestalten wollen.
*Dass sie **„selbstwirksam"** sein wollen, wie Entwicklungspsychologen das nennen.*
Babys wollen mitmachen. Und das gilt auch für so etwas Zentrales, Wichtiges und Wunderbares wie das Essen.
Es gibt viele Gründe, warum Babys nicht druckbetankt, belöffelt und bespielt werden wollen."

Gonzáles C. aus: Mein Kind will nicht essen. Dannenkamp: La Leche Liga E.V. Schweiz: 2003.
Renz-Polster H., Vorwort zu L. Stern und E. Nagy: Einmal breifrei bitte. München: Kösel 2014.
www.kinder-verstehen.de

Ein entwicklungsgerechter Ansatz: Baby-led Weaning

In MFT I – Prävention (2013) habe ich die Idee des Benützens der Finger anstatt der Löffelfütterung als Beikost bereits vorgestellt. Das Kind kann am Familientisch sitzen, muss nicht vorher alleine gefüttert werden, es ist dabei! Das Baby kann sich selbst nehmen, was ihm zum Essen als „fingerfood" angeboten wird. Dadurch lernen Kinder auch, Lebensmittel auszuwählen und zu entdecken und zu zeigen, wenn sie satt sind.

Baby-led Weaning (BLW) wurde lange Zeit als Modeerscheinung abgetan. Inzwischen hat es über einige Blogs und Ratgeber den Weg zu vielen interessierten Müttern und Vätern gefunden. Diese sind bereit, mehr Zeit dafür aufzuwenden, ihren Kindern mit dem Baby-geleiteten Entwöhnen eine freudige Beikostperiode zu ermöglichen, in der diese in ihren Entwicklungsschritten unterstützt werden, ihre Eigenständigkeit gefördert wird, "Fütter-Schlachten" nicht stattfinden und die den Kindern hilft, ernährungsbewusste Erwachsene zu werden.

Durch diese Form der Ernährung wird Entwicklung des reifen Kau-Schluckmusters unterstützt. Mit sechs Monaten wollen Kinder alles, was sie in die Hand nehmen, mit dem Mund erforschen. Die Nahrung mit den eigenen Händen in den Mund zu nehmen, entspricht diesem Bedürfnis. Die Tätigkeit der Hände unterstützt ganz natürlich auch die Entwicklung des Greifens. Mit der Methode des Baby-led Weaning, also der vom Kind gesteuerten Umgewöhnung auf feste Nahrung, trainiert das Kind seine Kaufähigkeit, seine Fingerfertigkeit und seine Hand-Augen-Koordination und vieles andere mehr. Eltern finden in dem Buch und in den Blogs alles, was sie für BLW brauchen.

Beachte! Unterstützung und Anleitungen finden Eltern in diversen Blogs und in Ratgebern über breifreie Kost in der unten angeführten Literatur.

Rapley & Murkett (2022) *„'Weaning' ist das englische Wort für 'Entwöhnung', also die allmähliche Umstellung von der ausschließlichen Ernährung mit Brust oder Flasche bis zu dem Zeitpunkt, zu dem ein Baby gar keine Muttermilch bzw.. Milchnahrung mehr bekommt. Dieser Übergang dauert normalerweise sechs Monate, kann sich aber – besonders bei voll gestillten Kindern – manchmal auch durchaus über mehrere Jahre in die Länge ziehen. In diesem Buch geht es um den Anfang dieses Entwöhnungsprozesses, der beginnt, wenn das Baby seine allererste feste Nahrung zu sich nimmt. Das erste feste Essen – manchmal "Beikost" genannt – soll die Brust oder Flasche nicht ersetzen, sondern diese ergänzen, sodass sich der Speiseplan so nach und nach erweitert."* (S.15/16)

Beachte! Eltern können Ideen aufgreifen und ihren Kindern individuell anpassen und kreativ verändern, wie sie es wollen!

Rapley G. & Murkett T.: Baby-led Weaning, das Grundlagenbuch. Der stressfreie Beikostweg, München: Kösel: 2013, 2. Auflage 2022, komplett überarbeitete und aktualisierte Neuausgabe.
Deutscher BLW Blog https://Babyled-Weaning.de
Webber C., Blissett J. et al. An infant-led approach to complementary feeding is positively associated with language development. Maternal & Child Nutr. 2021; 17: e13206 wileyonlinelibrary.com/journal/mcn
Ein kindgerechter Ansatz zur Beikost ist positiv mit der Sprachentwicklung verbunden. Deutsche Übersetzung: Wiley Online Library Blog https://breifreibaby.de Essen wie die Großen, Beikostreifezeichen, Beikost + Muttermilch Blog auf Instagram: Solids-starts.com. Team of pediatrics doctors feeding experts
Stern L & Nagy L. Einmal breifrei, bitte! München: Kösel 2013.

Nahrung für Kopf und Bauch

Kinder sind sehr neugierig und wollen alles, was in den Mund kommt, mit den eigenen Händen ergreifen und selber in den Mund führen, auch die Nahrung = „fingerfood".

Bei der genussvollen Nahrungsaufnahme entwickeln sich Sensomotorik und Wahrnehmung im Mund weiter. Augen, Hände und Finger arbeiten kräftig mit.

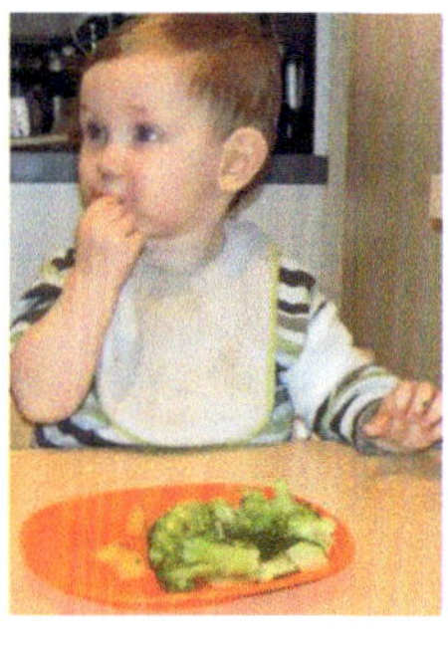
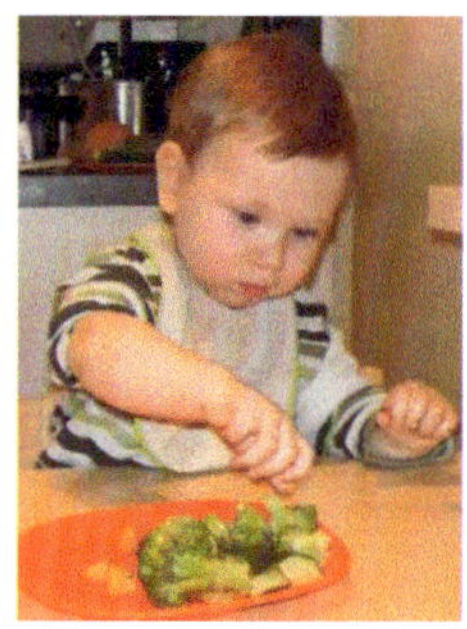
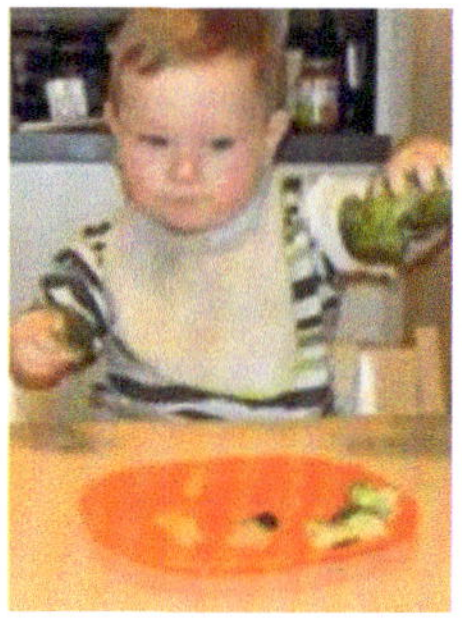
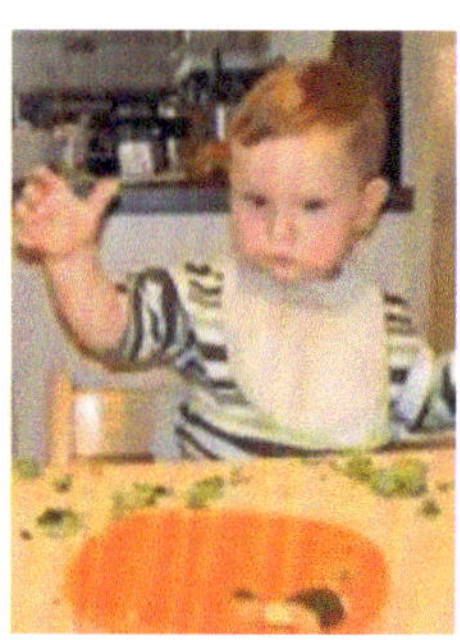

Anfangs sind die Hände und später die Finger das entwicklungsgemäße „Werkzeug" für den Nahrungstransport in den Mund: Augen, Hände und Mund sind bereit. Nahrung kann entweder mundgerecht stückig angeboten werden oder auch im Ganzen, wie zum Beispiel eine gekochte Kartoffel, die abgelutscht oder mit den Schneidezähnen abgeschabt werden kann. Als Fingerfood aufbereitete Nahrung wie Broccoli- oder Karottenstücke, Nudeln usw. ist für die Hände anfangs eine Herausforderung.

Die Hände berühren das Nahrungsstück, sie umfassen es, die Finger passen sich an, führen es zum offenen Mund, schieben es hinein und schieben mit den Fingern nach. Im Mund geht es weiter mit: Tasten, Kosten, Schmecken, Lutschen, Zerdrücken, Abbeißen, Zerkleinern, Kauen, Saugen, mit der Zunge aus dem Mund schieben, mit der Hand wieder hinein, Schlucken. Das Gesicht und noch mehr ist mit Nahrung verschmiert, am Tisch und unter dem Tisch ist ein Chaos. Je mehr Mahlzeiten Kinder in dieser Art selbst essen dürfen, desto weniger lang dauert diese wichtige Phase.

Bei dieser anspruchsvollen Auseinandersetzung mit Materialien bzw. der Welt entwickeln sich Wahrnehmung, Mundmotorik, das Greifen und die Koordination der Bewegungen der Hände mit den Augen und dem Mund = „brainfood".

Sensorik und Motorik

- Lippen, Zunge und Schleimhäute sind besonders vorne sehr sensibel für Temperatur und können Gegenstände dreidimensional erfassen.
- Tastrezeptoren erspüren die Oberflächenstruktur.
- Propriozeptoren nehmen die Form v. Objekten wahr.
- Es gibt sehr viele Tastrezeptoren zur genauen Lokalisation und Differenzierung von Tastreizen.

Wahrnehmung von

- Bissgrößen, räumlichen Verhältnissen
- Lokalisation im Mund
- Formen, Oberflächen
- unterschiedliche Konsistenz
- unterschiedliche Temperatur
- unterschiedliche Geschmäcker
- unterschiedliche Gerüche

Das Bedürfnis, mit den Händen selbst zu essen

Der Forschergeist will Probleme lösen

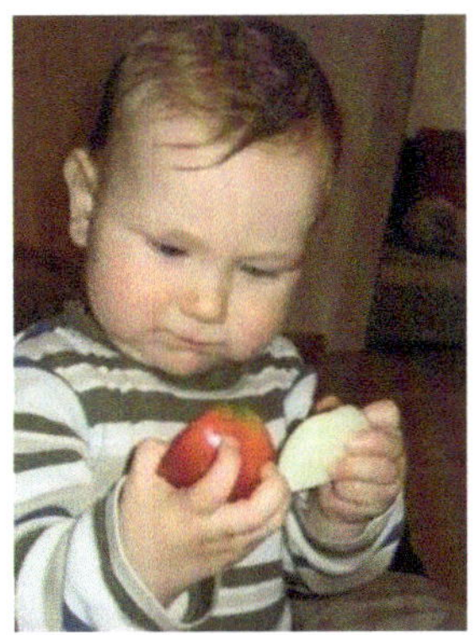

Der Forschergeist im Kind will auch beim Essen Probleme lösen! Am Gesichtsausdruck des Kindes kann man sehen, wie es am Erforschen ist und welche Freude es dabei hat. Das ist kein Spielen mit dem Essen!

So wird Essen Nahrung für Kopf und Bauch. Genussvolles Essen und genussvolles Lernen! Dabei entwickeln sich die Koordination von Hand, Mund und Augen sowie das Greifen weiter. Diese Fertigkeiten benötigt das Kind später für viele Tätigkeiten wie z.B. da Schreibenlernen .

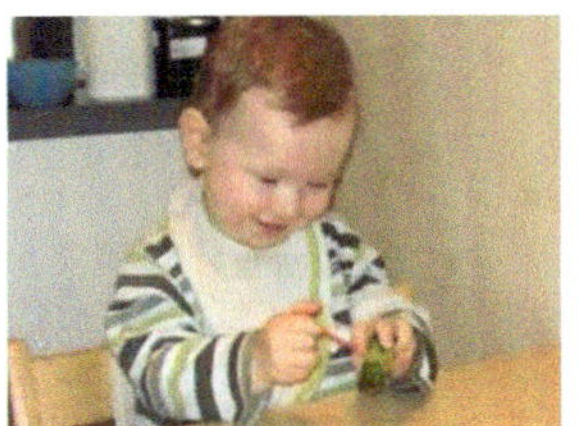
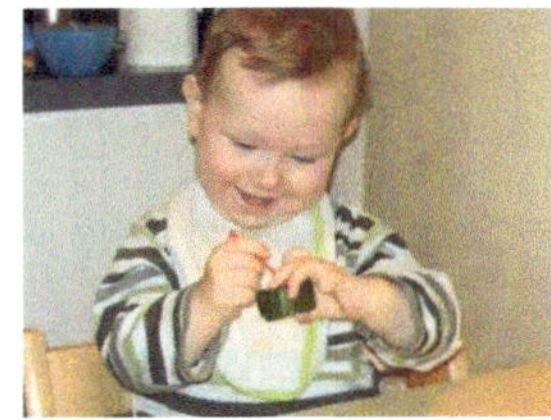
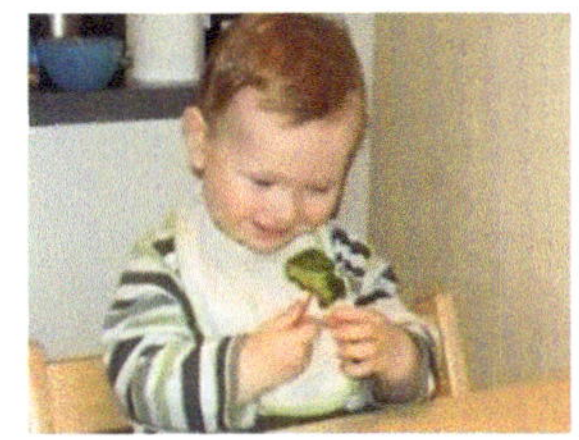
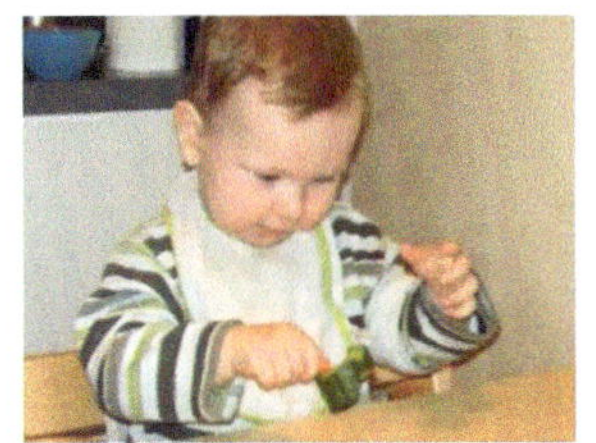
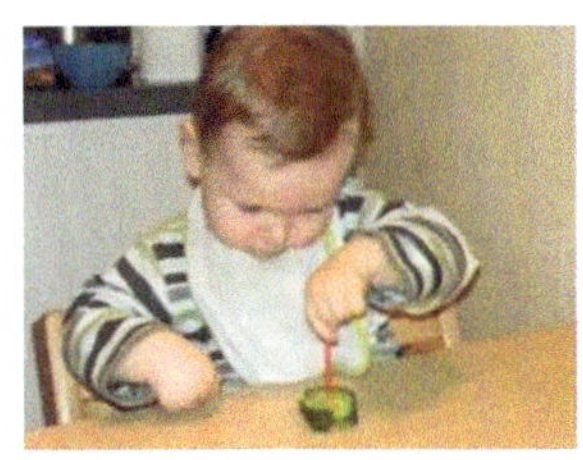
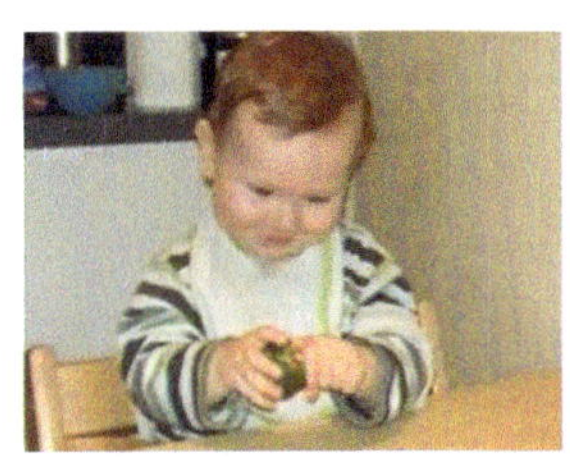
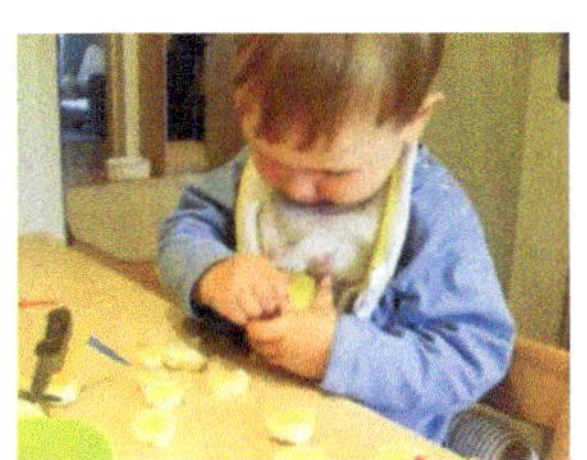
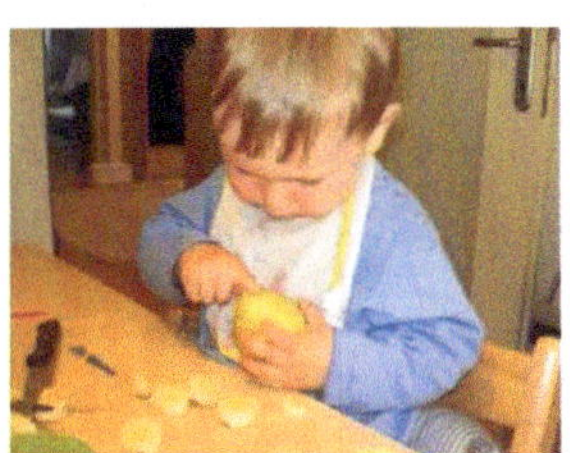
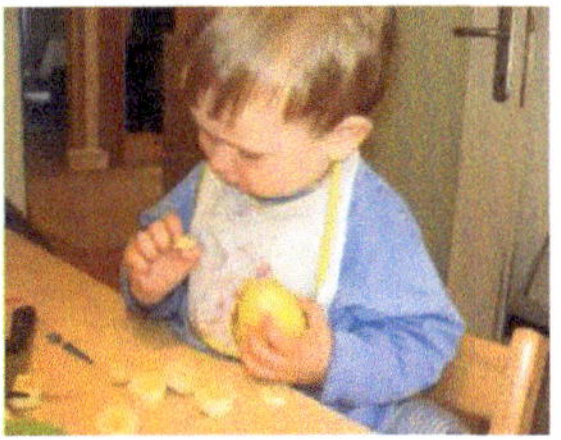

Über mehrere Wochen konnte der etwa 8-Monate alte Enkel sein geliebtes Gurkenstück oder andere Obststücke bei der Jause ausgiebig erforschen und erst dann genussvoll verzehren. Manchmal war die Gurke geschält, manchmal nicht, da bemühte er sich, das Stück mit den Zähnen auszuhöhlen und nur einen Schalenring übrig zu lassen. Dabei lernte er eine Menge und mir kam die Idee, diese Schritte festzuhalten.

Das Bedürfnis, mit den Händen selbst zu essen

Werkzeuggebrauch entwickelt sich

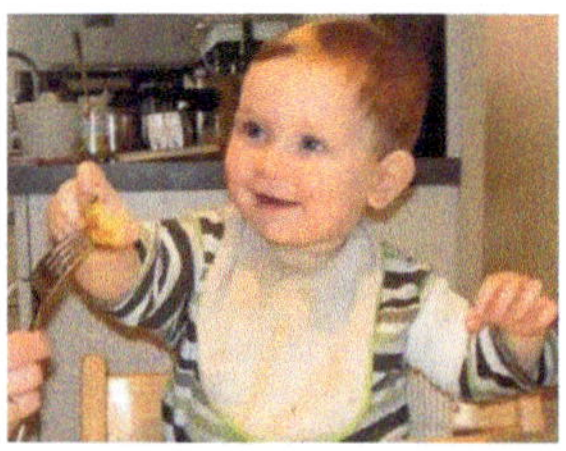
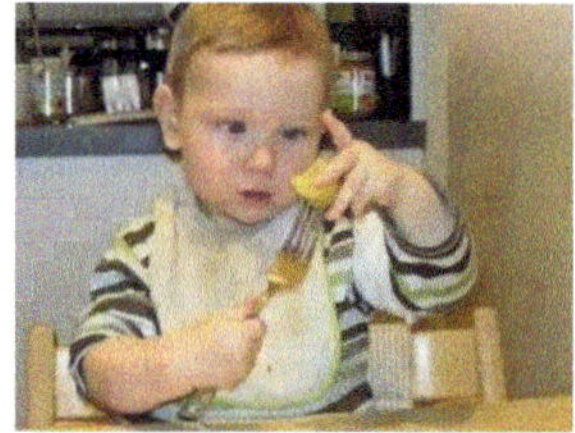
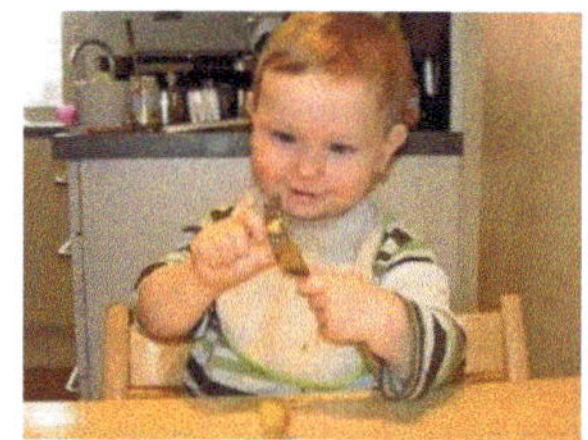
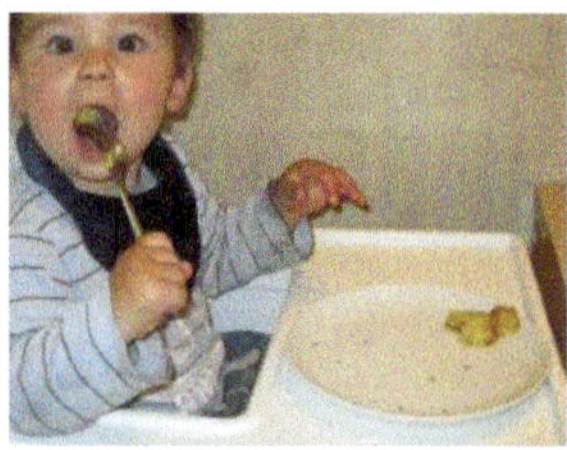
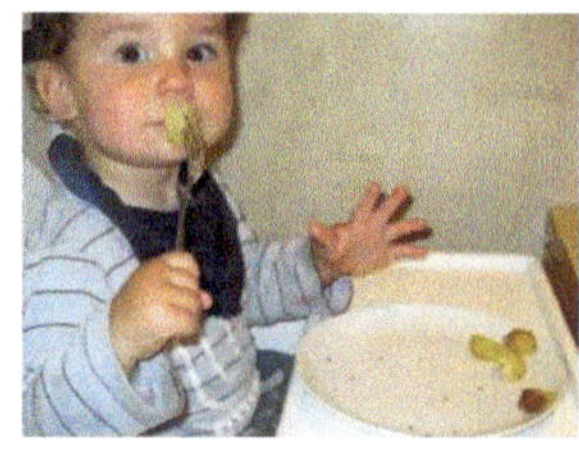
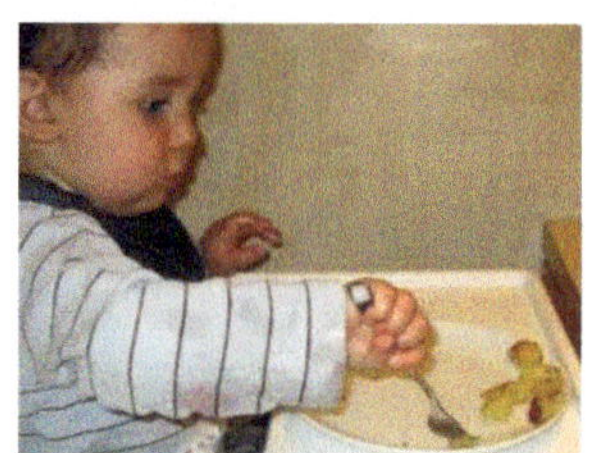
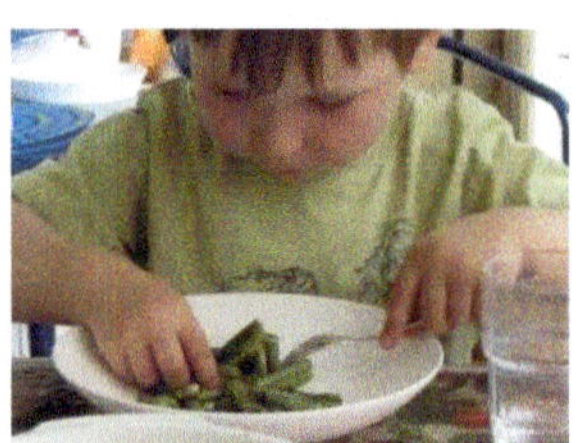
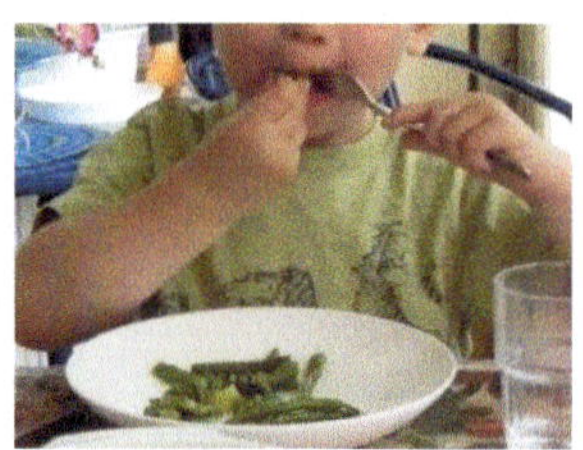
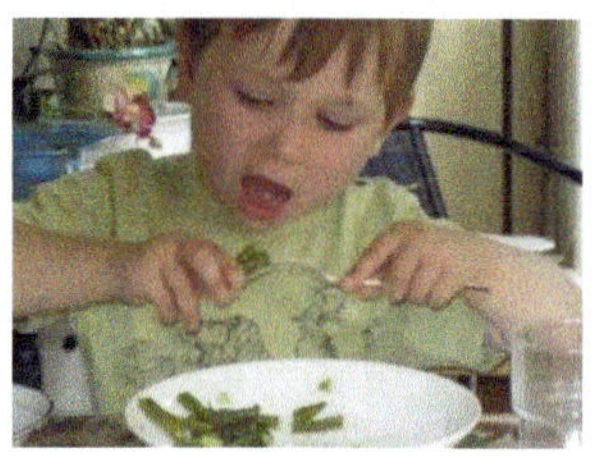
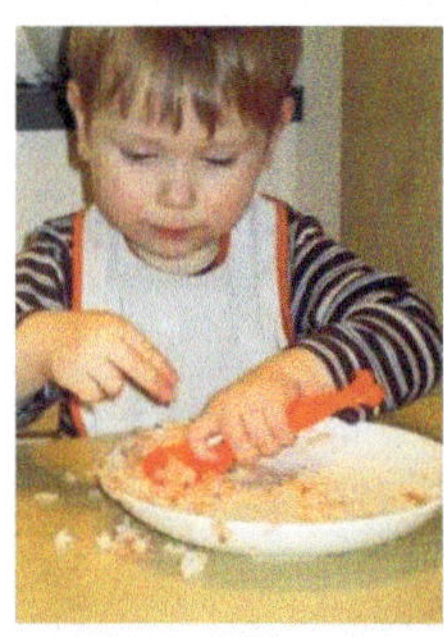

Der Gebrauch von Werkzeug/Besteck wird gelernt, sobald die Hände dazu in der Lage sind: gegen etwa zwei Jahren. Trotzdem wollen Kinder manchmal am Familientisch auch mit der Gabel essen „wie die Großen".
Es ist eine große Herausforderung, die Kartoffel auf die Gabel zu spießen und in den Mund zu bringen.
Manche Kinder verwenden gerne Besteck und gleichzeitig die Finger, je nachdem, wie es die Situation verlangt.

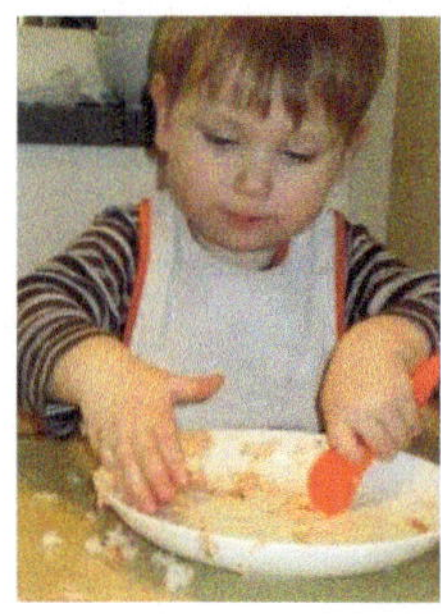
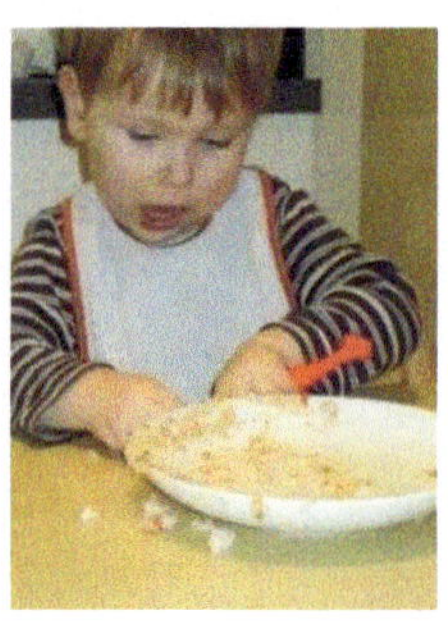

Beachte!
Es ist nicht wichtig, dass Kinder schön essen!
Sie essen, genießen und lernen.
Sie lösen beim Essen Probleme.
Sie lernen es immer besser.
Der Saustall am Boden lohnt sich!
Er dauert nicht lang!

Fördert Essen ohne Unterstützung zu Beginn der Beikostperiode einen früheren Sprachbeginn?

Webber C., Blissett J., Addessi E. et al. Maternal Child Nutr. 2021

An infant-led approach to complementary feeding is positively associated with language development
Ein kindgerechter Ansatz zur Beikost ist positiv mit der Sprachentwicklung verbunden.
Deutsche Übersetzung: Wiley Online Library

In der Studie wurde nachgewiesen, dass Kinder, die eine Beikostphase in der von G. Rapley und T. Murkett beschriebenen Art erleben, einen früheren Sprachbeginn aufweisen. Hinsichtlich des Zusammenhanges zwischen Nahrungsaufnahme und dem Entstehen von orofazialen Dysfunktionen sowie Dysgnathien besteht Bedarf, neue Studien anzuregen.

Abstrakt

„Das Timing und die Strategie, mit der Eltern ihre Säuglinge zum ersten Mal an feste Nahrung heranführen, kann ein wichtiger Prädiktor für spätere Entwicklungsergebnisse sein. In den letzten Jahren ist die Prävalenz der traditionellen, von den Eltern geführten Fütterung weicher, pürierter Nahrung zurückgegangen, während die Prävalenz der von Säuglingen geführten Beikost zugenommen hat. Obwohl es einige Forschungsarbeiten gibt, die die Vorteile der von Säuglingen geführten Beikost für die Verbesserung der Essensproblematik und der Selbstregulierung befürworten, wurde dieser Ansatz, der sich auf andere Entwicklungsergebnisse bei Kindern auswirken könnte, kaum untersucht.

Die aktuelle Studie untersucht, ob Aspekte des kindgerechten Ansatzes, insbesondere das Essen ohne fremde Hilfe und der Verzehr von Fingerfood und das Essen mit der Familie, mit den sprachlichen Ergebnissen des Kindes zusammenhängen. Einhunderteinunddreißig Eltern von Kindern im Alter von 8 bis 24 Monaten füllten Fragebögen über ihre Herangehensweise an die Beikost, ihre aktuellen Ernährungspraktiken, die Erfahrungen ihrer Kinder mit Familiennahrung und das Sprachverständnis/die Produktion von Kindern aus. Die Ergebnisse deuten darauf hin, dass ein Ansatz zur Beikost, der die Autonomie des Säuglings beim Füttern fördert (d.h. Fingerfood statt pürierter Lebensmittel essen) und mehr Familiennahrung konsumiert, mit einer fortgeschritteneren kindlichen Sprachproduktion und einem fortgeschritteneren Sprachverständnis zusammenhängt. Insbesondere die Prävalenz des Verzehrs von Familiennahrung vermittelte die Beziehung zwischen dem Essen ohne Unterstützung zu Beginn der Beikostperiode und späteren Sprachergebnissen."

Webber C., Blissett J., et al.. An infant-led approach to complementary feeding is positively associated with language development. Maternal & Child Nutr. 2021; 17: e13206
wileyonlinelibrary.com/journal/mcn
Ein kindgerechter Ansatz zur Beikost ist positiv mit der Sprachentwicklung verbunden. Deutsche Übersetzung: Wiley Online Library.

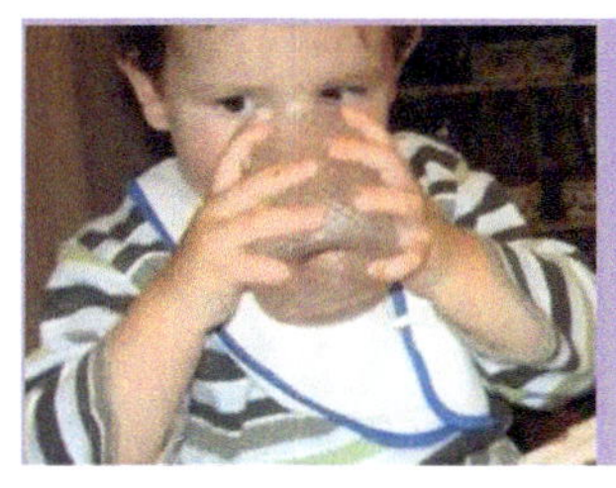

6. Das Bedürfnis selbst zu trinken

Trinken ohne Flasche!

Trinken ohne Flasche!

Solang der Säugling an der Brust saugt, wendet er das Saug-Schluckmuster an, auch wenn er drei Jahre gestillt wird. Für die Beikost, die vorzugsweise mit kauaktiver Nahrung beginnt, entwickelt sich ab etwa sechs Monaten das reife, adulte oder Kau-Schluckmuster. Das Kind kann dann zwischen den beiden Schluckmustern hin-und herswitchen.

Mit etwa sechs Monaten sind Kinder in der Lage, auch aus einem Becher oder Glas zu trinken. Eine Flasche ist nicht nötig.

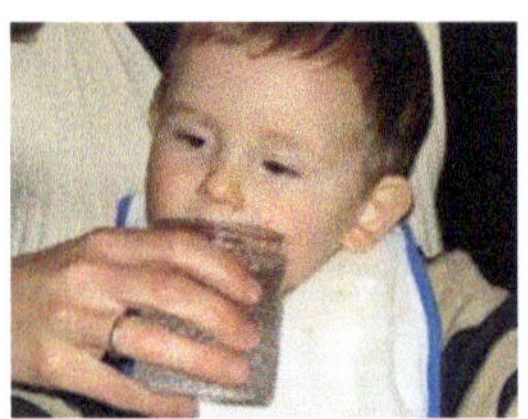

Neugeborene kann man vorübergehend mit dem Becher füttern (Stillberaterinnen können helfen).

Kinder können ab 6 Monaten aus stabilen Tassen und Gläsern alleine trinken.

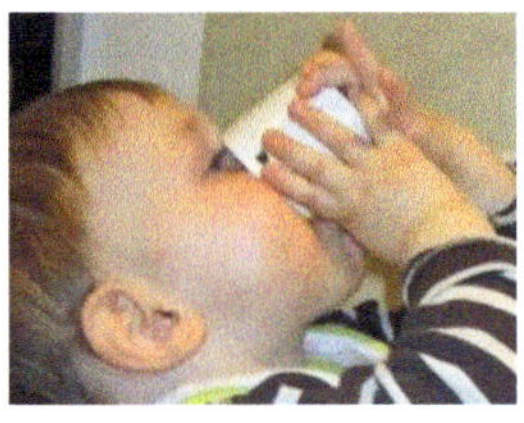

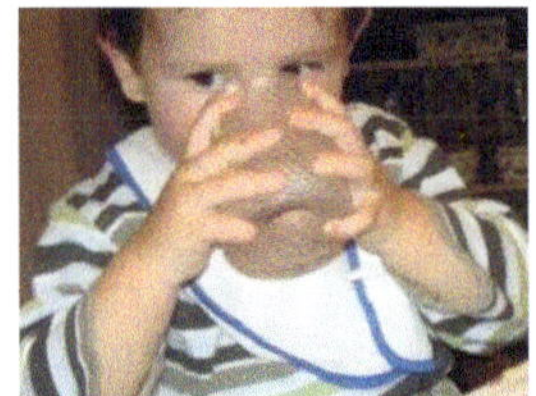

Sie lieben die Abwechslung. Sie brauchen keine Flasche zum Trinken.

Dabei wird auch ihre Neugierde befriedigt und physikalische Gesetze können entdeckt werden.

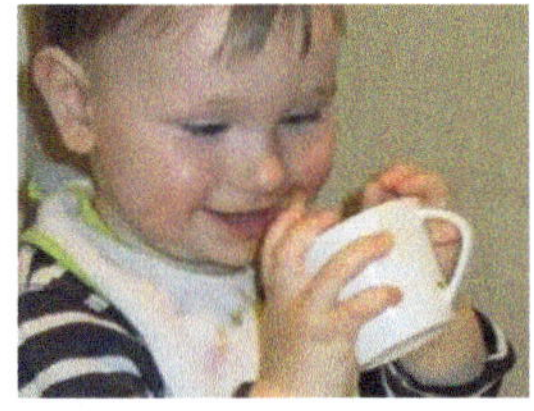

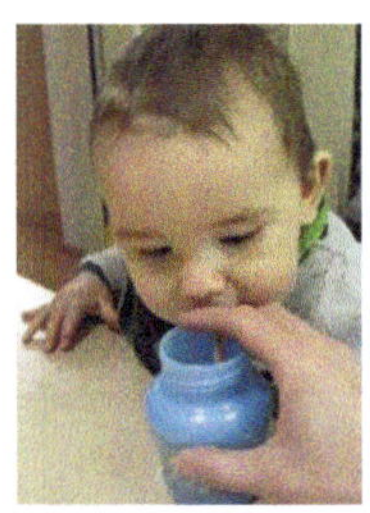

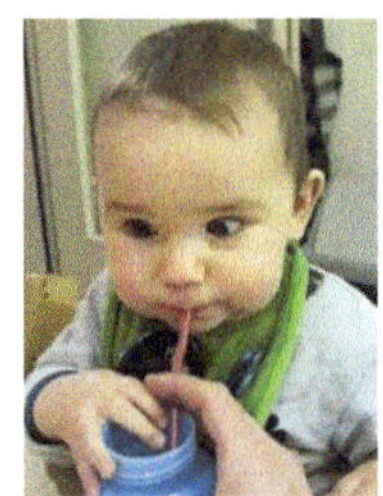

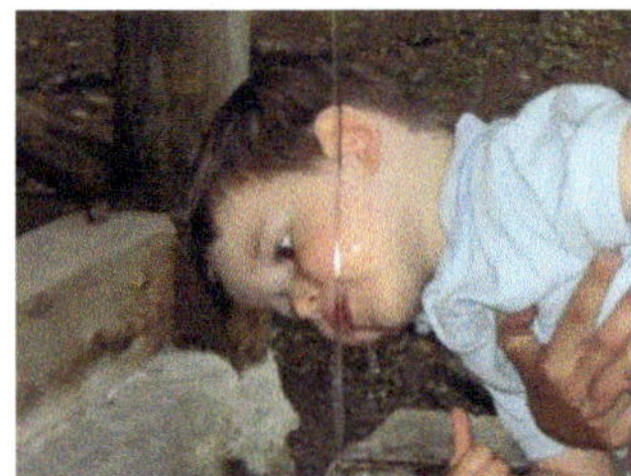

Beachte! Sogenannte Trinklernbecher, Flaschen, Schnabelgefäße etc. sind nicht nötig. Sie verleiten zum längeren habituellen Gebrauch und können die normale Entwicklung hemmen. (Robke 2008) Sie stehen der Reifung zum Kau-Schluckmuster im Weg, weil der „Schnabel" bzw. der Sauger bei häufigem und langem Gebrauch die Zunge nach vorne stimuliert.

Beachte! Das häufige und andauernde Trinken (= Dauernuckeln) – auch von Wasser – kann Nachteile haben, weil die kariesschützende Wirkung des Speichels verhindert wird. (Makuch & Springer 2000)

Robke F.J. Folgen des Nuckelflaschenmissbrauchs für die Zahngesundheit. In: J. Orofac. Orthop. 69 2008, S. 5-19.

Makuch A. & Springer S. Zahngesundheit ab dem 1. Milchzahn. Sozialpädiatrie, Kinder und Jugend-Heilkunde 22/2000; 5-6, S. 161-163.

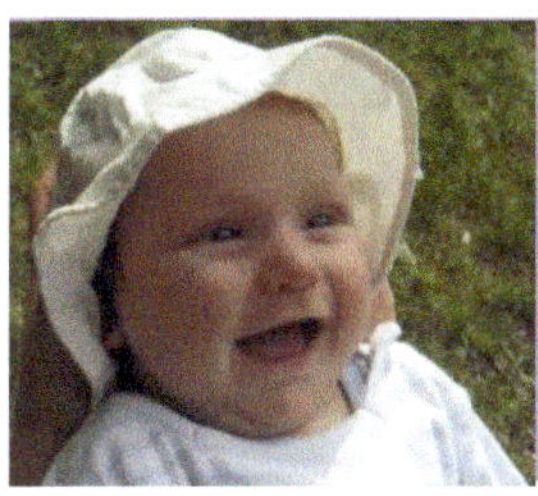

7. Das Bedürfnis des Kindes, mit seiner Umwelt in einen Dialog zu treten

Myofunktionelle Aspekte des Sprechens

Lautbildung

Sprachentwicklung von 0 bis 48 Monaten

Das Wichtigste in Kürze

Auf die Texte des Entwicklungsspezialisten und Kinderarztes **Remo H. Largo** zur Sprachentwicklung möchte ich meine sehr unterschiedliche Leserschaft ganz besonders hinweisen. Ich gebe hier nur „*Das Wichtigste in Kürze*" am Ende jeden Abschnitts wieder.

Myofunktionelle Aspekte des Sprechens

Müßig (1991) *„Eine entscheidende Rolle spielt der Mund im 1. Lebensjahr auch für die Entwicklung des Sozialverhaltens. So wird nicht nur durch das Füttern als Reaktion der Mutter auf das Schreien – idealerweise beim Gestilltwerden – ein enger Kontakt mit der Mutter aufgebaut, sondern auch mit dem ersten Lächeln lernt ein Kind, das Interesse und die liebvolle Zuwendung seiner Umwelt auf sich zu ziehen. Mit dem Erproben der eigenen Stimme und dem experimentellen Artikulieren von Lauten wird wiederum auch die Familie veranlasst, sich mit ihm eingehend zu beschäftigen.* ***Der Mund als Ausdrucksorgan von Stimme, Mimik und Sprache wird für das Kind zunehmend interessanter, um in einen Dialog mit seiner Umwelt zu treten."*** (S. 11)

Das orofaziale System, das primär der Nahrungsaufnahme (= primäre orale Funktionen Nahrungsaufnahme und Atmung) dient, entwickelt sich auch zu einem System, das der Sprachproduktion und der Stimmgebung (= sekundäre orale Funktionen Sprechen und Phonation) zur Verfügung steht. Beim Saugen, Explorieren, Kauen und Schlucken stellt die Zunge im ganzen Mundraum Kontakte zum Gaumen und zum Kiefer her, die der Bildung der Laute dienen. Das Sprechen ist sozusagen der mechanische Aspekt der Sprache.

Welche Rolle spielt die Artikulation bei der Gestaltung des Mundraums?
Der Atemstrom und die primären Funktionen für die Nahrungsaufnahme Saugen, Explorieren, Kauen und Schlucken sowie die Ruhelagen der Muskulatur der Lippen, Wangen und der Zunge gestalten durch ihre Aktivitäten und ihre Dauer die Funktionsräume, wie weiter vorne im Prolog beschrieben.

Das Sprechen hat weder einen Einfluss auf die Gestaltung des Mundraums, noch kann es die Zahnstellung beeinflussen. Auch in der Summe sind die Zahnkontakte z. B. eines addentalen Sigmatismus beim Artikulieren nicht in der Lage, die Schneidezähne zu bewegen. Ein offener Biss kann nicht durch ein Artikulationsproblem alleine entstehen, ist immer in Gesellschaft mit einem myofunktionellen Problem zu betrachten und zu therapieren.

Alle Laute, bis auf wenige Ausnahmen, sind durch charakteristische Kontaktflächen zwischen Artikulator (die Zunge) und Artikulationsort gekennzeichnet. Sogar bei der Bildung fast aller Vokale bestehen unterschiedliche Kontakte von der Zunge zum Gaumen. Den Lippen fällt eine weitere bedeutsame Aufgabe für die Artikulation zu: Sie haben bei der Nahrungsaufnahme gelernt, ihre Kraft zu dosieren, sich zu runden, in Kontakt zu bringen oder für die Bildung der Vokale sich unterschiedlich weit zu öffnen und zu formen.

Beachte! Die Artikulation der Sprechlaute alleine hat weder auf die Zahnstellung noch auf die Kieferstellung Einfluss. Artikulationsstörungen sind jedoch sehr häufig mit myofunktionellen Störungen vergesellschaftet, wie in MFT II (2016) ausführlich beschrieben ist. (S. 170ff)
Es ist grundsätzlich zwischen Sigmatismus-Therapie und myofunktioneller Therapie zu unterschieden.

Müßig D. Mund-Raum-Funktion. Zusammenhänge am Beispiel von Kindern mit Pierre-Robin- und Wiedemann-Beckwied-Syndrom. In: Neuromotorische Koordinationsstörungen und Auswirkungen auf die orofaziale Muskulatur / 9. Kongress für Myofunktionelle Therapie. Berndsen K.J. Berndsen S. (Hg.) Frankfurt am Main: Peter Lang Verlag 1991, S. 10-33.

Lautbildung

C. Schwarz (1985) hat in Zusammenarbeit mit der orthodontischen Abteilung des zahnärztlichen Institutes der Universität Zürich mit Palatogrammen (Abdrücken des Gaumens) und Glossogrammen (Abdrücken der Zunge) die Kontaktflächen sämtlicher Laute dargestellt. Rechts jene des reifen Schluckens.

Abb.: rechts
Zunge am Gaumen
Quelle: Furtenbach

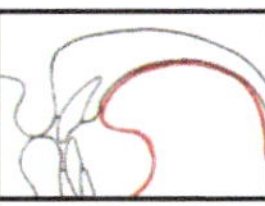

Abb.: Palatogramm
und Glossogramm
beim Schlucken.
Quelle: Furtenbach

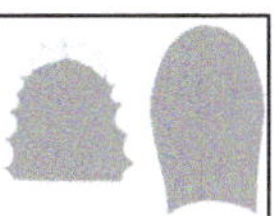

Die 3 Artikulationszonen (Abb. C. Schwarz)

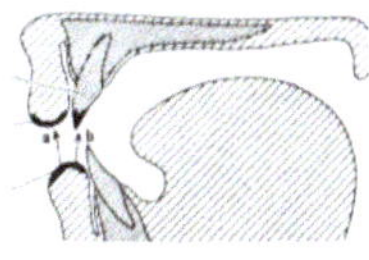

Lippen

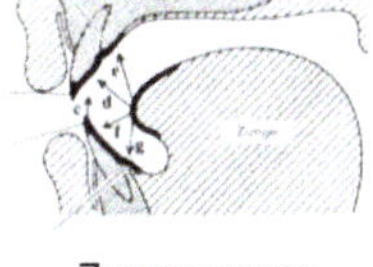

Zunge vorne

Zungenrücken

Beispiele von Konsonanten

Palatogramme und Glossogramme der Laute: t, d, l, n

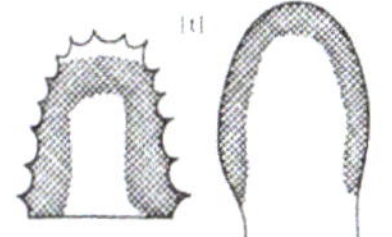

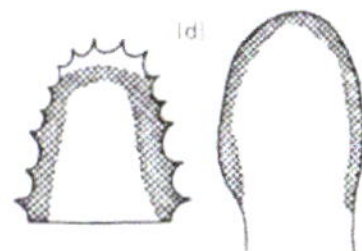

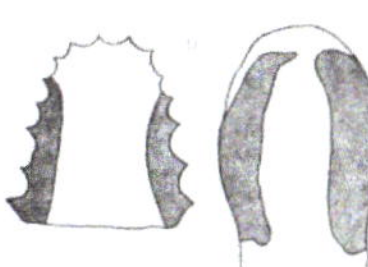

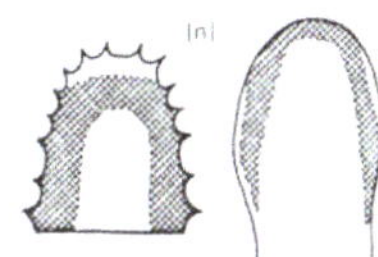

Palatogramme und Glossogramme der Laute: s, sch, k, g

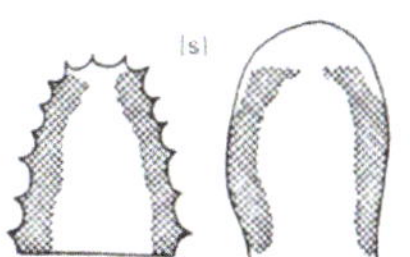

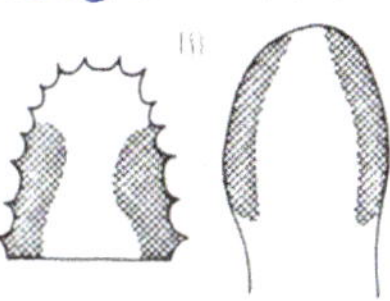

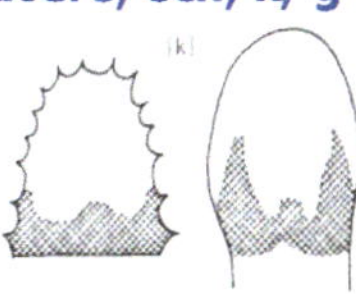

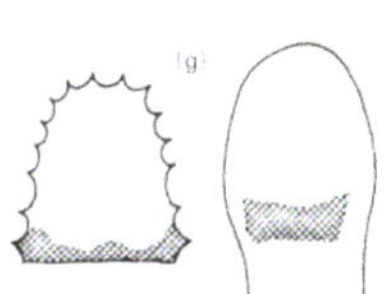

Entwicklung der Laute nach Largo (2018, S. 399)

Das Auftreten von Vokalen und Konsonanten verteilt sich auf die ersten 5 Lebensjahre. Individuell gibt es große Unterschiede. Mit 2 Jahren sprechen die meisten Kinder noch ziemlich undeutlich. In den folgenden 3 Jahren eignen sie sich immer mehr Konsonanten an. Im Alter von 5 Jahren können etwa 30 Prozent der Kinder **r, s** und **sch** nur unvollständig bilden, haben aber für Außenstehende eine gut verständliche Sprache.

Die Vokale **a, e, i, o, u** im 1. Lebensjahr

Die Konsonanten **b, d, m, n, f** im 2. Lebensjahr

Die Konsonanten **p, t, w, g, ch, l** im 3. und 4. Lebensjahr

Die Konsonanten **r, s, sch** bis zum 5. Lebensjahr

Abb. in: Furtenbach M. & Adamer I. Myofunktionelle Therapie II, Diagnostik und Therapie, Wien: Präsens 2016. Die genehmigten Abbildungen wurden dem Buch entnommen:
Schwarz C. Systematische Logopädie. Grundlagen für die Erkennung und Behandlung von Störungen des menschlichen Sprechvermögens. Bern et. al.: Huber 1985.

Auf die Texte des Entwicklungsspezialisten und Kinderarztes **Remo H. Largo** (2018) zur Sprachentwicklung möchte ich meine sehr unterschiedliche Leserschaft ganz besonders hinweisen. Ich gebe hier nur *„Das Wichtigste in Kürze"* am Ende jeden Abschnitts wieder.

Sprachentwicklung

„Einleitung: Das Wichtigste in Kürze (S. 362)

1. *Die menschliche Kommunikation besteht aus der Körpersprache und der gesprochenen Sprache.*
2. *Mit der Köpersprache drücken wir unsere Befindlichkeit aus und wie wir miteinander umgehen wollen. Körperhaltung und -bewegung, Mimik, Blickverhalten, Berührung und Geruchsstoffe werden als Ausdrucksmittel eingesetzt.*
3. *Die Sprache hat ihre Wurzeln im Beziehungsverhalten des Menschen. Aus den zwischen-menschlichen Erfahrungen entwickelt sich die Sprache.*
4. *Zwei Hirnzentren sind für die Sprache zuständig: eines für das Sprachverständnis und eines für den sprachlichen Ausdruck. Die Grundstrukturen der Sprache wie Phonetik, Grammatik und Syntax sind biologisch festgelegt.*
5. *Rhythmus, Lautstärke und Tonhöhe verleihen der Sprache ihre emotionale Qualität und soziale Bedeutung (Prosodie).*
6. *Mit der Sprache können symbolische Vorstellungen in Worte gefasst werden (Semantik). Symbolische Vorstellungen stehen etwa für Personen, Handlungen und Situationen, die nicht mehr an eine unmittelbare Erfahrung gebunden sind (siehe Spielverhalten).*
7. *Die geistige Entwicklung geht der sprachlichen voraus: Zuerst entwickelt das Kind eine symbolische Vorstellung, dann versteht es das Wort, das für diese Vorstellung steht, und schließlich wendet es das Wort selbst an.*
8. *Die Art und Weise, wie wir mit einem Kind sprechen, sollte sich nicht nach seinem sprachlichen Ausdruck, sondern nach seinem Sprachverständnis richten. Und sie sollte sich an seiner Vorstellungswelt orientieren und in einer sinnvollen Beziehung zur aktuellen Situation stehen."*

„Vor der Geburt: Das Wichtigste in Kürze (S. 365)

1. *Das Kindliche Gehör hat in der 20. Schwangerschaftswoche Erwachsenengröße erreicht und ist bei der Geburt voll funktionsfähig.*
2. *Das ungeborene Kind reagiert auf akustische Reize wie Geräusche, Klänge und menschliche Stimmen unterschiedlich. Mit der Stimme seiner Mutter macht es sich bereits während der Schwangerschaft vertraut."*

„0 bis 3 Monate: Das Wichtigste in Kürze (S. 370)

1. *Das Kind kommt mit einem funktionstüchtigen Gehör auf die Welt.*
2. *Der Säugling ist vor allem am Ausdruck der Stimme interessiert. Der Inhalt der Wörter ist für ihn noch ohne Bedeutung.*
3. *Der Säugling drückt sich in den ersten 3 Lebensmonaten immer weniger durch Schreien und immer mehr durch Vokalisieren aus.*
4. *Langsames, vereinfachtes, ausdrucksstarkes und insbesondere sich wiederholendes Sprechen weckt die Aufmerksamkeit des Säuglings und kommt seiner Aufnahmefähigkeit entgegen (Babysprache)."*

Largo R. H. Entwicklung und Erziehung in den ersten vier Jahren. München: Piper, 3. Auflage 2018.

„***4 bis 9 Monate: Das Wichtigste in Kürze*** (S. 376)

1. *Nach dem 6. Lebensmonat setzt das Sprachverständnis ein. Das Kind beginnt die Wörter auf Personen, Gegenstände, Handlungen und Situationen zu beziehen.*
2. *Das Kind eignet sich die Laute der Umgangssprache an und ahmt die Sprachmelodie nach.*
3. *Aus Kettenlauten entwickelt es die ersten Wortgebilde wie ‚Mama' und ‚Papa', die es zuerst zufällig, dann personenbezogen benutzt.*
4. *Die Worte, die wir an das Kind richten, sollten in einem unmittelbaren Bezug zum Kind und seinem Erleben stehen. Alles, was wir ansprechen, sollte das Kind gleichzeitig sehen, hören oder fühlen können.*
5. *Mit etwa 9 Monaten versteht und verwendet das Kind eine Reihe von Gesten wie In-die-Hände-Klatschen, Auf-Wiedersehen-Winken oder auch Kopfschütteln."*

„***10 bis 24 Monate:***

Wie Erwachsene mit Kindern sprechen *(Szagun 2006)* (S. 387)

Sprechweise

- *Langsamere Sprechgeschwindigkeit*
- *Höhere Tonlage*
- *Verstärkter Wechsel der Tonlage*
- *Wiederholung von Wörtern, Satzteilen und ganzen Sätzen*

Satzbau

- *Oft nur einzelne Wörter*
- *Vereinfachte Sätze (vor allem Hauptwörter, keine Vergangenheits- oder Zukunftsform)*
- *Gegenwartsform der Tätigkeitswörter, keine Vergangenheits- oder Zukunftsform*
- *Einfache Form der Hauptwörter, Eigenschaftswörter*
- *Viele Fragen"*

„***10 bis 24 Monate: Das Wichtigste in Kürze*** (S. 388)

1. *Am Ende des ersten Lebensjahres kennen die Kinder vertraute Personen und Gegenstände beim Namen. Im 2. Lebensjahr eignen sie sich Wörter für Handlungen und räumliche Beziehungen an.*
2. *Im 2. Lebensjahr gebrauchen Kinder beim Spiel häufig einen Sprechjargon, der Tonfall und Rhythmus der Umgangssprache, vor allem der Eltern, imitiert, aber noch keine eigentlichen Wörter enthält.*
3. *Die ersten Wörter sprechen Kinder zwischen 10 und 30 Monaten. Überdehnungen und Verkürzungen von Wortbedeutungen sind häufig.*
4. *Ihren Vornamen beginnen Kinder zwischen 18 und 36 Monaten zu benutzen.*
5. *Kinder verstehen in jedem Alter weit mehr, als sie in Wörtern auszudrücken vermögen.*
6. *Mädchen sind in jedem Alter in der Sprachentwicklung etwas weiter als Jungen.*
7. *Eltern sollten ihre Sprechweise nicht an diejenige des Kindes anpassen, sondern sich an seinem Sprachverständnis ausrichten."*

Largo R. H. Entwicklung und Erziehung in den ersten vier Jahren. München: Piper, 3. Auflage 2018.

„25 bis 48 Monate: Das Wichtigste in Kürze (S. 402)

1. *Zwischen 2 und 5 Jahren macht das Kind in seiner Sprachentwicklung in den folgenden Bereichen beeindruckende Fortschritte:*
   - *Aussprache (Phonologie);*
   - *Melodie und Rhythmus (Prosodie);*
   - *Wortschatz;*
   - *inhaltliche Aussage (Semantik);*
   - *Grammatik und Satzbau (Syntax);*
2. *Ab dem 1. Lebensjahr lernt das Kind Vokale und Konsonanten zu artikulieren. Die Konsonanten r, s und sch bereiten noch etwa 30 Prozent der 5-jährigen Kinder Mühe. Bereits in den ersten Lebensmonaten ahmt es melodische und rhythmische Elemente der Sprache nach.*
3. *Sein aktiver Wortschatz wächst bis ins Alter von 5 Jahren auf durchschnittlich 4000 Wörter, sein passiver Wortschatz bis auf 10 000 Wörter.*
4. *Das Kind lernt eigenständig die wichtigsten Regeln der Grammatik und Syntax kennen.*
5. *Mit 5 Jahren verfügt das Kind über eine Sprachkompetenz, mit der es seine Muttersprache gut verstehen und in vollständigen, grammatikalisch und syntaktisch korrekten Sätzen sprechen kann. Seine Artikulation und inhaltliche Aussagen sind gut verständlich.*
6. *Die Sprachkompetenz ist in jedem Bereich und in jedem Alter von Kind zu Kind unterschiedlich weit entwickelt.*
7. *Stottern gehört zur normalen Sprachentwicklung. Über 50 Prozent der Kinder stottern vorübergehend während einiger Wochen, maximal 6 Monaten.*
8. *Erwachsene sollten ihre Sprechweise der Sprachkompetenz des Kindes anpassen, um es in seiner Sprachentwicklung zu unterstützen und positiv zu bestärken. Stottert das Kind, sollten sie Geduld mit ihm haben.*
9. *Bereits ganz kleine Kinder lieben es zu singen, zu tanzen und Musik zu hören. Die Kraft der Musik ist einzigartig. Sie kann die unterschiedlichsten Gefühle ausdrücken und ein Gemeinschaftsgefühl schaffen, das Kinder und Erwachsene zusammenhält."*

Unter ***„Die Rolle der Eltern"*** schreibt der Entwicklungsspezialist und Kinderarzt **Largo** (2018): *„Kinder erwerben ihre Sprache zwar eigenständig, sie brauchen dazu aber intensive und ausgedehnte sprachliche Erfahrungen im Austausch mit Eltern, Kindern und anderen Bezugspersonen. Die Eltern müssen ihrem Kind das Sprechen nicht beibringen, dennoch haben sie großen Einfluss auf die Sprachentwicklung ihres Kindes. Sie ermöglichen ihrem Kind, durch konkretes Erleben Sprache zu erwerben.*

Untersuchungen über die Beziehung zwischen dem Erziehungsstil der Eltern und der Sprachentwicklung der Kinder zeigen: Eltern können die Sprachentwicklung ihrer Kinder fördern, indem sie die kindliche Ausdrucksweise nur inhaltlich, nicht aber in der Form korrigieren. Ist eine Aussage nicht richtig, können Eltern den Sachverhalt klarstellen und den Satz gegebenenfalls in seiner korrekten Form wiederholen. [...]

Im Weiteren wird die Sprachentwicklung gefördert, wenn die Eltern eine bejahende, fehlerfreundliche Erziehungsgestaltung haben, offene Fragen stellen und sich dafür interessieren, wie das Kind die Welt entdecken kann. Aufforderungen und Anweisungen helfen dem Kind nicht, seine Sprache zu finden." (S. 360f)

Largo R.H. Entwicklung und Erziehung in den ersten vier Jahren. München: Piper, 3. Auflage 2018.

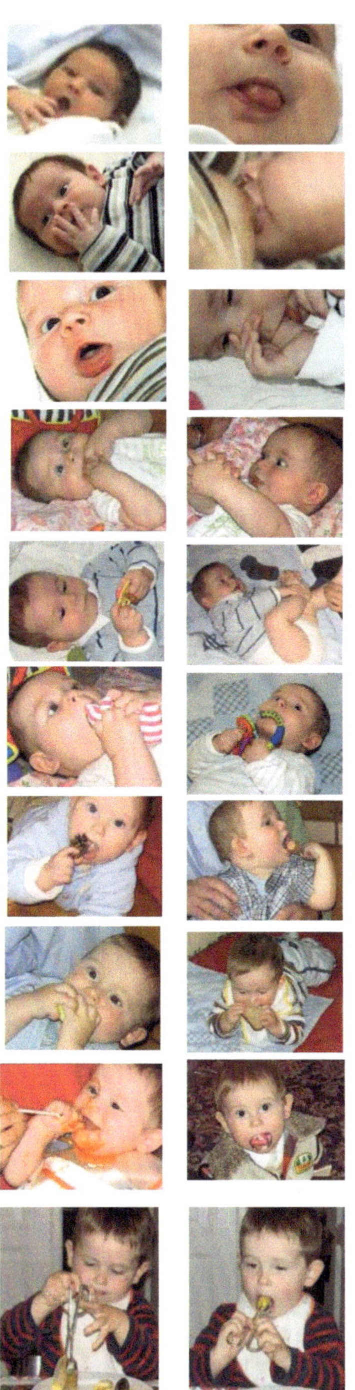

Der Mund von 0 bis 24 Monate

0 - 6

Bei der Geburt ist der Säugling so ausgestattet, dass er zur Brust krabbeln und sich Nahrung selbst holen kann.
Überlebensfunktionen: Nahrung und Atmung
Prägung der Nasenatmung.
Reflexives Saugen+Schlucken bis 3./4. Lm
Funktionseinheit Zunge+Unterlippe+Unterkiefer
Bewusstes Saugen entwickelt sich
Funktionseinheit löst sich auf
Ringmuskelfunktion der Lippen jetzt möglich
Orales Explorieren: im und mit dem Mund
Untersuchen von Körperteilen und Objekten
Entwicklung der Sensomotorik im Mund
Hand-Hand-Koordination: Betasten der Hände
starkes Wachstum des Mundraumes

6-12

Die Schneidezähne brechen durch
langsame Entwicklung des Kauens und Schluckens (8-15 Monate Dauer)
Eigenständige Bewegungsabläufe der Zunge und des Unterkiefers durch Raumzunahme
Zunge orientiert sich an den neuen Zähnen
sie sucht Kontakt zum Gaumen für die Ruhelage
Kauen erfordert dreidimensionale Bewegungen.
Hände, später die Finger, bereit für die Nahrungsaufnahme
Greifentwicklung durch die Nahrungsaufnahme
Kind kann allein aus Glas oder Becher trinken
Erproben der Sprechwerkzeuge: Lautieren
Entwicklung des Greifens schreitet fort
Entwicklung der Beidhändigkeit
Entwicklung der Hand-Mund-Augen-Koordination

12-24

Nahrungsaufnahme: Nahrung für Kopf und Bauch
Neugierde, Erforschen, Experimentieren
Schwerpunkt: Sprachentwicklung
Schwerpunkt: Essen mit den Fingern
Schwerpunkt: Selbstwirksamkeit erleben
Kau-Schluckmuster entwickelt sich weiter
Greifentwicklung schreitet fort
Kind beim Essen immer geschickter
Experimentieren und Forschen sind wichtig
Werkzeuggebrauch ab etwa 2 Jahren
Gebrauch von Essbesteck ist ab jetzt sinnvoll.

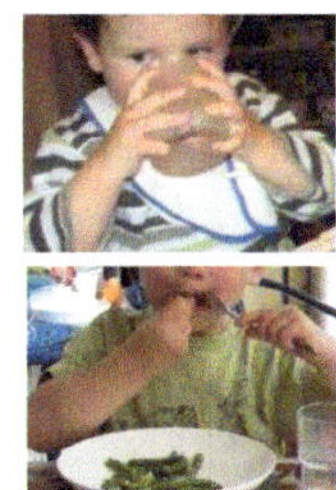

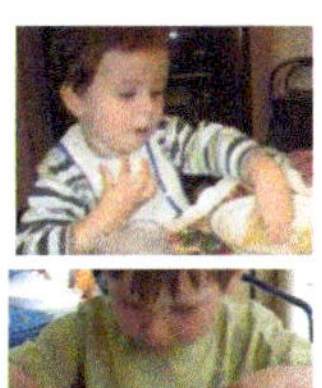

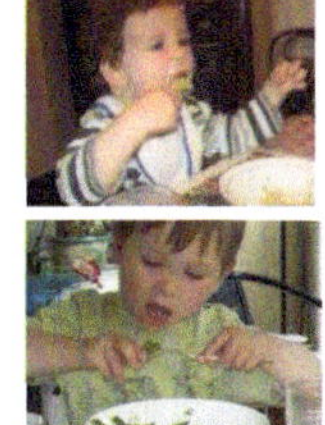

Resümee

In der oralen Entwicklung können wir beobachten, dass die Natur die besten Entwürfe macht, und ....

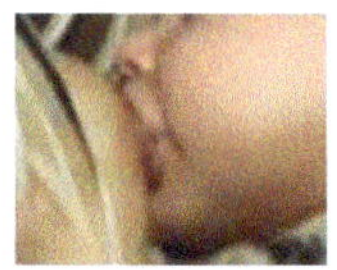

daher das Saugen an der Brust die 1. Wahl für Säuglinge ist und auch die Beikostzeit begleitet. Die Nasenatmung wird geprägt.

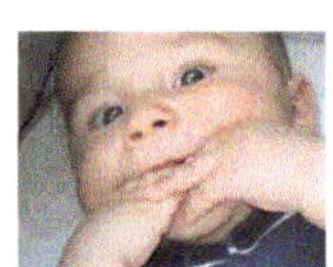

daher Flaschenernährung mit Formulamilch ein Notfallprogramm ist, dessen Anwendung an möglichst brustähnliche und brustartige Flaschensauger gebunden ist und ähnlich wie beim Stillen gestaltet werden kann.

daher die Nahrungsaufnahme gleichermaßen der Entwicklung der Wahrnehmung und der Reifung der oralen Funktionen dient.

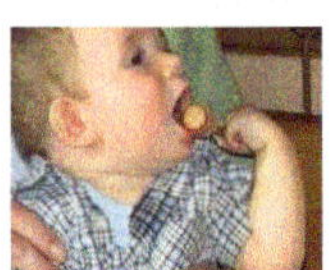

daher das Bedürfnis, Körperteile und Objekte im und mit dem Mund zu erkunden (explorieren), dem Be-Greifen, Wahr-Nehmen und Er-Kennen dient. So ist es grundlegend für perzeptive und kognitive Prozesse, die auch das Wieder-Erkennen, Kategorisieren, Zuordnen und Benennen (= Versprachlichen) betreffen.

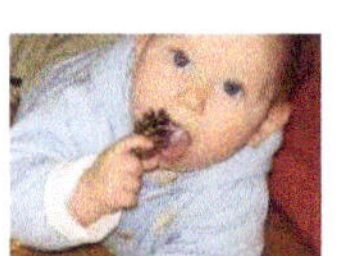

daher die durchbrechenden Zähne und die Kiefer von Anfang an gebraucht werden wollen für die Entwicklung einer gesunden Zahn- und Kieferstellung. Nahrung, die gekaut werden muss, ist der adäquate Stimulus für die Muskulatur, um Kauen zu lernen.

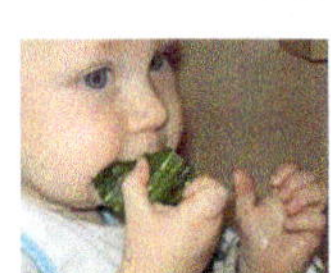

daher die kaufreudige Beschaffenheit der Beikost einen besonderen Stellenwert hat, um das sich entwickelnde reife Kau-Schluckmuster zu unterstützen.

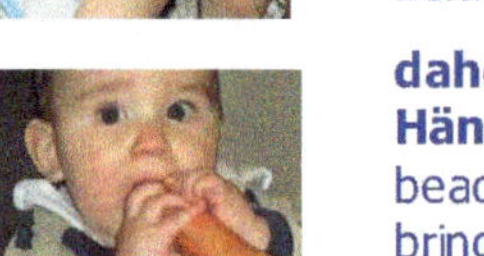

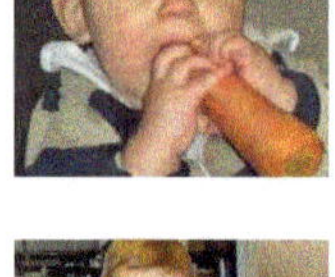

daher der kindgerechte Modus der Nahrungsaufnahme mit den Händen und später mit den Fingern das Bedürfnis von Kindern beachtet, dass sie alles, was in den Mund gelangt, selbst dorthin bringen wollen. Das Kind erfährt dabei **Selbstwirksamkeit!**

daher sogenanntes „schönes Essen" mit Besteck erst gegen Ende des 2. Lebensjahres entwicklungsgerecht möglich wird.

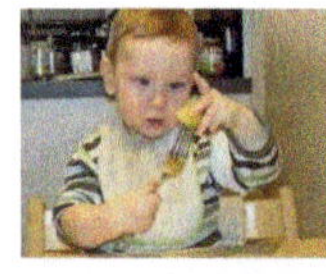

daher das Trinken aus der Tasse/dem Glas die Entwicklung des reifen Schluckmusters unterstützt.

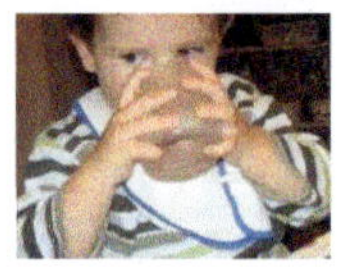

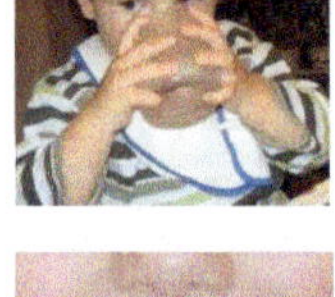

daher die Chance, dass sich ein gesundes Kausystem entwickelt, größer ist, wenn wir das Werk der Natur (Genetik) mit einer art- und kindgerechten Ernährungsweise (als Umwelteinfluss) fortsetzen.

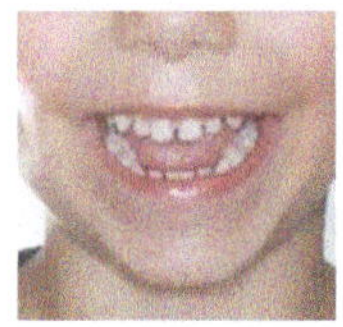

daher der Einsatz von Schnullern ein Notfallprogramm ist, das ähnlich einem Medikament eine Indikation und eine Dosierung braucht und rechtzeitig abzusetzen ist. Mit Nebenwirkungen ist zu rechnen!

daher das Bedürfnis des Kindes, mit seiner Umwelt in Dialog zu treten, immer mitwächst. Dafür eignet sich ein Mund am besten, der frei von Lutschobjekten ist.

Quelle: S. M. Silli.

Nachklang

Die Entstehung dieses Buches ist ein Nachklang auf meine Geschichte mit der Myofunktionellen Therapie (MFT) in Österreich seit 1978, die ich mit Freude, Interesse und Einsatz mitgestaltet habe.

Sie begann in Wien 1978 mit dem US-amerikanischen Logopäden Daniel Garliner, als er vor Kieferorthopäden und Zahnärzten das 1. MFT-Seminar in Europa hielt. Es war unglaublich, dass im Seminar „Logos" und „KFOs" beisammen saßen und „die Schlucktherapie" lernten. In der Folge wurde ich in Innsbruck einmal von der Klinik für Zahn-, Mund- und Kieferheilkunde eingeladen, um über neue Entwicklungen in der MFT zu berichten. Der gesamte Lehrkörper machte unter meiner Anleitung Übungen, u.a. die Saugübung mit dem Schnuller von B. Padovan – eine besonders wertvolle Erinnerung an Interdisziplinarität!

Ohne den Arbeitskreis für Myofunktionelle Therapie (AK MFT, später ergänzt durch Orofaziale Dysfunktionen, AK MFT/OFD) und den Einsatz vieler engagierter Gründer und Mitglieder in den Jahren ab 1980 bis 2003 hätten sich **Physiologie und Pathophysiologie der oralen Funktionen** in der Logopädie nicht etablieren und weiterentwickeln können.

Ab 1980 entwickelte sich meine Praxis in Innsbruck zu einem österreichischen Zentrum für MFT. Die in meiner Praxis mit Kolleginnen ins Leben gerufene myofunktionelle Arbeitsgruppe war für viele Kolleginnen ein Ort der Weiterbildung, der Fachgespräche und der Zusammenarbeit. Von hier aus luden wir Fachleute unterschiedlicher Disziplinen für den interdisziplinären Austausch ein und organisierten auch viele myofunktionelle Seminare, wie z.B. die 12 Seminare mit Beatriz Padovan und Nelson Annunciato ab 1991. „Meine" MFT-Arbeitsgruppe besteht heute noch in gewandelter Form. Seit 2017 gibt es in Wien den Fachaustausch „Mund interdisziplinär", der die Tradition der Zusammenarbeit in der MFT fortsetzt.

Allen Menschen, die die Entwicklung der MFT und mich persönlich auf unterschiedliche Weise unterstützt haben, danke ich herzlich! Mein besonderer Dank gilt vier Frauen, die mich bei meinem Buchprojekt auf je spezielle Weise begleitet haben:
Die Germanistin **Marilena Rammer** hat den Rahmen für dieses außergewöhnliche Projekt gesteckt und war mir eine große Hilfe bei der Planung und Realisierung des vorliegenden Buches.
Meine Kollegin **Alexandra Schick** repräsentiert die MFT in Österreich und engagiert sich für sie intra- und interdisziplinär im deutschsprachigen Raum. Dass eine gemeinsame Endredaktion des Manuskripts in Innsbruck möglich war, war für mich ein Glücksfall!
Für meine Kollegin und routinierte „Bücher-Hebamme" **Martina Gruber** ist es bereits das vierte Buch: jeden Fehler findend und jederzeit bereit, noch am Flug in den Urlaub!
Die Logopädin und Stillberaterin **Carolin Schallhammer** konnte in ihrer Doppelfunktion zur Klärung mancher Ungereimtheiten beitragen. Ihr fachliches Mitwirken am Gesamtwerk förderte Klarheit und gab mir Sicherheit.
Ein außergewöhnliches Buch braucht nicht zuletzt auch einen außergewöhnlichen Verleger. **Dr. Michael Ritter** vom Praesens-Verlag hat sich auf mein Power-Point-Buch mit ungewissem Ausgang eingelassen. Dafür danke ich ihm herzlich!

Ich bin überzeugt, dass der vorliegende Entwurf einer effizienten Prävention bzw. Vorsorge von myofunktionellen Störungen/orofazialen Dysfunktionen und Dysgnathien Interesse in der Leserschaft weckt. Über Ausbildungsstätten und Universitäten steht zukünftigen wissenschaftlichen Studien zum Wohle der Gesundheit unserer Kinder nichts im Weg.

Verwendete und empfehlenswerte Literatur

Affolter F. Wahrnehmung, Wirklichkeit und Sprache. Hg. Schulte K. und Katein W. Villingen-Schwenningen: Neckar-Verlag 1987.

Bahnemann F. Mundatmung als Krankheitsfaktor. In: Fortschritte der KFO. 1979; 40/3. S. 217-228.

Boyd K. am Kongress der Academy of Applied Myofuctional Sciences (AAMS) 5.-10.9.2018 in Rom.

Castillo Morales R., Brondo J.J., Haberstock B. Die orofaziale Regulationstherapie. München: Pflaum 1998.

Dahan J. Orale Stereognose und neuromuskuläre Dynamik des Kausystems. In: Fortschritte der Kieferorthopädie. 1981/3. S. 233-246.

Douglas C.R. Patofisiologia oral: fisiologia normal e patológia aplicenda e odontologia aplicada e odontologia e fonoaudiologa, Volume I. Sao Paulo: Pancast Editora Cemércio e Repres 1998.

Egerov E. 10 Atemzüge und nie wieder müde. München: Gräfe & Unzer 2021.

Fränkel C., Fränkel R. Funktionsregler in der orofazialen Therapie. Heidelberg: Hüthig 1992.

Fränkel R. Technik u. Handhabung der Funktionsregler. Berlin: Verlag Volk & Ges. 1984.

Fränkel R. Funktionskieferorthopädie und der Mundvorhof als apparative Basis. Berlin: Verlag Volk & Gesundheit 1967.

Furtenbach M., Adamer I., Specht-Moser B. Myofunktionelle Therapie KOMPAKT I – Prävention. Ein Denk- und Arbeitsbuch. Wien: Praesens 2013.

Furtenbach M., Adamer I. Myofunktionelle Therapie II – Diagnostik und Therapie. Ein Denk- und Arbeitsbuch. Wien: Praesens 2016.

Furtenbach M. Gerne sende ich auf Wunsch einschlägige Fachartikel zu.

Grabowski R., Hinz R., Stahl F. Das kieferorthopädische Risikokind. Gebissentwicklung und Funktionsstörungen – KFO-Prävention und Frühbehandlung. Herne: Zahnärztlicher Fachverlag 2009.

González C. Mein Kind will nicht essen. La Leche Liga Schweiz E.V. 2002.

Gresens R. Intuitives Stillen. München: Kösel 2016.

Grunwald M. Homo hapticus. Warum wir ohne Tastsinn nicht leben können. München: Drömer 2017.

Guoth-Gumberger M. & Horman E. Stillen. München: GU 2004.

Guoth-Gumberger M., Karall D. Das zu kurze Zungenband. In: Laktation und Stillen 2/2016.

Guoth-Gumberger M., Karall D. Anhaltend spannend – das zu kurze Zungenband. In: Laktation und Stillen1/2022.

Heil R. und Jahnel J. Epigenetik. In: Umweltmedizin – Neue Erkenntnisse aus Wissenschaft und Praxis 2017.

Hüther G. Mit Freude Lernen – ein Leben lang. Göttingen: Vandenhoeck & Ruprecht 2023.

Jordan A.R., Kuhr K., Ohm C. et al. Sechste Deutsche Mundgesundheitsstudie Zahn- und Kieferfehlstellungen bei Kindern. Deutsche Ges. für KFO e.V. 23. Dezember 2021.

Kiese-Himmel C. Die Bedeutung der taktil-kinästhetischen Sinnesmodalität für die Sprachentwicklung. In: Forum Logopädie, Heft 3 (21). Mai 2007. S. 26-29.

Kienz F., Holz S., Largo. R. H. DVD: Mund Hände und Augen entdecken die Welt. Erkundungsverhalten in den ersten zwei Lebensjahren. Universitäts-Kinderklinik Zürich, Abteilung Wachstum und Entwicklung 1999.

Klaus & Kennell & Klaus. Der erste Bund fürs Leben. Hamburg: Rowohlt 1997.
Largo R.H. Babyjahre. Entwicklung und Erziehung in den ersten vier Jahren. München: Piper 2018.
Knak S. Praxisleitfaden Kieferorthopädie. München: Elsevier/Urban & Fischer 2004.
Korbmacher-Steiner H. Kieferorthopädie und Funktion. Fortbildung KFO. https://zm-online.de/archiv/2019/01_02/zahnmedizin/kieferorthopädie-und-funktion/ /Seiten/alle.
Liedloff J. Auf der Suche nach dem verlorenen Glück. München: C.H. Beck Verlag 1980.
Lipton B.H. Intelligente Zellen, wie Erfahrungen unsere Gene steuern. Dorfern: KOHA-Verlag 2021.
Makuch A. & Springer S. Zahngesundheit ab dem 1. Milchzahn. In: Sozialpädiatrie, Kinder und Jugend-Heilkunde 22/2000. 5-6: S. 161-163.
Müßig D. Mund – Raum – Funktion. Zusammenhänge am Beispiel von Kindern mit Pierre-Robin- und Wiedemann-Beckwied-Syndrom. In: Neuromotorische Koordinationsstörungen und Auswirkungen auf die orofaziale Muskulatur/9. Kongress für Myofunktionelle Therapie. Berndsen K.J. Berndsen S. (Hg.) Frankfurt am Main: Peter Lang Verlag 1991.
Müßig D. & Zschiesse S. Aspekte der prä- und postnatalen Entwicklung des orofazialen Systems. In: Sozialpädiatrie 10/1988. S. 332-339.
Nestor J. BREATH – ATEM. Neues Wissen über die vergessene Kunst des Atmens. München: Piper 2021.
Palmer B. https://brianpalmerdds.com/frenum. (Gibt es nicht mehr)
Parow J. Atemfibel. Stuttgart: Hyppokrates Verlag 1984.
Patti A., d´Arc G.P. Kieferorthopädische Frühbehandlung. Berlin: Quintessenzverlag 2007.
Proffit W.R. On the aetiology of Malocclusion. In: British Journal of Orthodontics 1986, 13; 1-11.
Proffit W.R., Fields H.W.Jr., Sarver D.M. Contemp. Orthodontics. St. Luis: Mosby Elsevier 2007.
Rainer Jordan A. et al. Sechste Deutsche Mundgesundheitsstudie Zahn- und Kiefer-fehlstellungen bei Kindern. DMS 6. Institut der Deutschen Zahnärzte. Dezember 2021.
Rapley G. & Murkett T. Baby-led Weaning. Das Grundlagenbuch. Der stressfreie Beikostweg. München: Kösel 2013. 2. Auflage 2022: komplett überarbeitete und aktualisierte Neuausgabe.
Renz-Polster H. Kinder verstehen. München: Kösel 2014.
Robke F.J. Folgen des Nuckelflaschenmissbrauchs für die Zahngesundheit. In: J. Orofac. Orthop. 2008/69: S. 5-19.
Rose E.C. Der Einfluss der Konsistenz der Nahrung auf die dentofaziale Entwicklung. In: Zahnärztliche Mitteilungen 93/2003. Fortbildungsteil 2. S. 1-6.
Schallhammer C.T. In: „Infoportal rund ums Stillen" von Dr. Zsuzsa Bauer: https://still-lexikon.de/abstillen-wie-kann-ich-mein-kind-achtsam-begleiten/
Schallhammer C.T. Breast is the best – Die Einzigartigkeit des Saugens an der Mutterbrust und Pro und Contra alternativer Saug- und Beruhigungsmöglichkeiten. 2014. Erhältlich bei der Autorin.
Schopf P. Der Anteil exogener Faktoren an der Entstehung von Dysgnathien. Fortschr. d. KFO. 42/1981. S. 19-28.
Schünke et al. Lernatlas der Anatomie. Stuttgart: Thieme 2009/3. Auflage.
Schwarz A.M. Lehrgang der Gebissregelung. Untersuchungsgang. München: Urban & Schwarzenberg 1952.

Schwarz C. Systhematische Logopädie. Bern et al.: Huber 1985.
Simma-Kletschka I. Ordnung im Mund macht gesund. Berlin: Springer Nature 2021.
Stern L. & Nagy L. Einmal breifrei, bitte! München: Kösel 2013.
Talmant J. Nasenatmung und Mechanik der Gesichtshülle: Zusammenhänge, die vom Kieferorthopäden zu beachten sind. In: Bolender C.J., Bounoure G.M., Barat Y. Extraction versus Nonextraction. Planegg/München: Neuer Merkur Verlag 1995.
Atmung beeinflusst Hirnfunktion. scinexx.de (13.09.2023) Northwestern University in Chicago. Journal of Neuroscience 2016.
Tränkmann J. Ätiologie, Genese und Morphologie dyskinesiebedingter Dysgnathien. In: Sprache-Stimme-Gehör 1997/21. S. 152-160.
Webber C., Blissett J. et al. An infant-led approach to complementary feeding is positively associated with language development. Maternal & Child Nutr. 2021; 17: e13206 wileyonlinelibrary.com/journal/mcn. Ein kindgerechter Ansatz zur Beikost ist positiv mit der Sprachentwicklung verbunden. Deutsche Übersetzung: Wiley Online Library.
Wild R. Freiheit und Grenzen – Liebe und Respekt, Weinheim: Beltz 2013.
Woolridge M. The Anatomy of infant sucking. Midwifery 2/1986.